Ejercicios con bandas de resistencia para personas mayores

Fortalecer, flexibilizar y equilibrar con ejercicios eficaces

Tabla de contenidos

Introducción

Has notado que tu fuerza ya no es la que era. Tus articulaciones se sienten rígidas al sentarte y levantarte de la silla. Te falla el equilibrio al caminar por tu casa. ¿Le resulta familiar? No eres el único. La sensación debilidad, de inflexibilidad e inestabilidad son frecuentes con la edad. Pero no tienes por qué aceptar estos cambios como inevitables. Puedes combatirlos haciendo ejercicios con bandas de resistencia.

Este libro, con este sencillo implemento, te ayudará y enseñará a recuperar la fuerza, la flexibilidad y el equilibrio. Por lo tanto, no hay necesidad de equipos caros o membresías de gimnasio. Estas rutinas con bandas elásticas para principiantes pueden realizarse desde la comodidad de tu hogar.

Este volumen contiene el paso a paso de ejercicios con bandas de resistencia dirigidos a los principales grupos musculares. Aprenderás las técnicas adecuadas para realizar movimientos clásicos como flexiones de bíceps, sentadillas y elevaciones laterales de piernas. Aquí se describen circuitos de entrenamiento para todo el cuerpo para desarrollar la fuerza corporal. Puedes empezar a partir de tu nivel de condición física actual e ir progresando.

Este texto destaca porque no se limita únicamente a detallar ejercicios. te guía a través del calentamiento para prepararte de forma segura, te brinda consejos para avanzar en tus entrenamientos a medida que mejora tu forma física, y toma en cuenta las precauciones para evitar lesiones. Aprenderás a escuchar a tu cuerpo para poder ejercitarte sin dolor.

No dejes que la edad te frene. Combate la debilidad y la inestabilidad. Con este libro, podrás recuperar la fuerza, la flexibilidad y el equilibrio. Coge una banda de resistencia y empieza hoy mismo.

Capítulo 1: Entendiendo las rutinas de ejercicios con bandas de resistencia

Los gimnasios con máquinas intimidatorias y pesas libres no son la única forma de ganar fuerza. Aquí entran las bandas de resistencia. Éstas pueden parecer sencillas, pero no te dejes engañar. Estos implementos pueden fortalecer mucho el cuerpo si se utilizan correctamente.

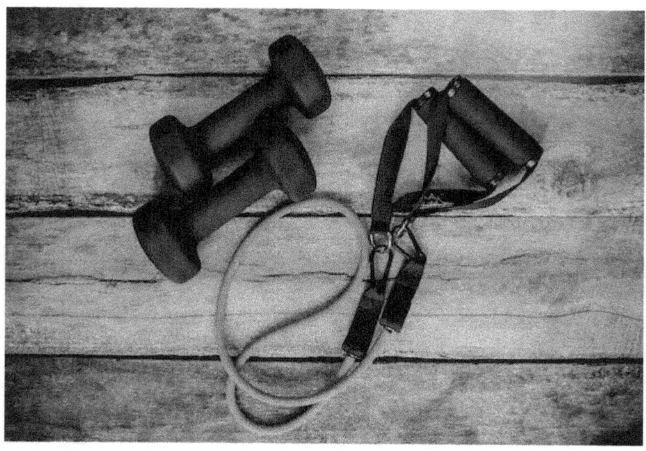

1. *Estas bandas elásticas pueden parecer sencillas, pero no dejes que eso te engañe. Fuente:https://unsplash.com/photos/orange-and-black-usb-cable-on-brown-wooden-surface-IZOAOjvwhaM*

En este capítulo, conocerás la historia de los ejercicios con bandas de resistencia y la ciencia que hay detrás de su funcionamiento. También descubrirás los increíbles beneficios de este tipo de rutinas para personas mayores. Las bandas proporcionan resistencia para desarrollar los músculos y mejorar la movilidad, a la vez que son suaves con las articulaciones envejecidas. Puedes ejercitar todo el cuerpo con ellas: brazos, piernas, espalda y tronco. Son portátiles y asequibles.

Al final del capítulo, tu mente estará zumbando con todas las cosas que puedes hacer con las bandas elásticas. No hay necesidad de máquinas complicadas ni de inscribirse en un gimnasio. Solo necesitas una simple banda de entrenamiento para fortalecerte y volver a sentirte firme sobre tus pies. Comencemos.

¿Qué son los ejercicios con bandas de resistencia?

Los ejercicios con bandas de entrenamiento se han hecho cada vez más populares en los últimos años para entrenar la fuerza de forma eficaz en casa o fuera de ella. Se trata de un elemento de resistencia variable, que proporciona un entrenamiento desafiante a través de la tensión al estirar la banda.

Son bandas flexibles grandes y planas para el entrenamiento de fuerza y el acondicionamiento físico. Vienen en una variedad de niveles de resistencia, colores y grosores para proporcionar diferentes grados de tensión. Están fabricadas con materiales elásticos de caucho o látex que son resistentes cuando se alargan.

Puedes entrenar en cualquier lugar porque estos implementos son un método de entrenamiento de fuerza portátil y ligero, sin pesas ni máquinas voluminosas. Vienen en forma de cintas largas, tubos de forma cilíndrica cortos y con asas. La banda se estira para crear tensión anclándola y tirando de ella.

¿Cómo crean resistencia?

Las bandas de entrenamiento utilizan la elasticidad para crear tensión al estirarlas. Cuanto más se atirantan, mayor es la fuerza requerida. Esta resistencia sobrecarga los músculos, haciendo que se fatiguen y se adapten, fortaleciéndose con el tiempo. Moverse en una amplia cobertura bajo una tensión constante también aumenta la flexibilidad.

La tensión incrementa progresivamente a medida que se estira la banda. Te acomoda y te desafía a través de todo tu rango de movimiento. Estas herramientas estimulan los músculos a través de un movimiento completo para un desarrollo eficaz de la fuerza.

Tipos de bandas elásticas

Las ligas vienen en una amplia variedad de niveles de resistencia, señalados por diferentes colores. Las bandas ligeras ofrecen entre 5 y 10 libras de fuerza, las medias entre 10 y 20 libras, las pesadas entre 20 y 40 libras, y las extrapesadas superan las 40 libras. Cada una de ellas permiten progresar desde una dureza ligera hasta una resistencia intensamente desafiante. Los estilos más comunes son:

- Bandas planas que se anclan bajo los pies o en objetos estables.

- Cintas de lazo que se anclan a manos y pies.

- Elásticos largos y anchos con asas en cada extremo.

- Ligas pequeñas para brazos, piernas o glúteos.

- Bandas elásticas gigantes que se enrollan alrededor de las piernas o los brazos.

- Elásticos inteligentes que registran las métricas a través de una aplicación.

Las ligas también están disponibles en látex o caucho. El primero proporciona una resistencia nítida y ágil, mientras que el segundo ofrece una tensión progresiva más suave.

Posibilidades de ejercicio

Las bandas elásticas te ofrecen infinitas posibilidades de entrenamiento de fuerza. Puedes realizar movimientos de tensión estándar como *curl* de bíceps, *press* de hombros, remo, extensiones de tríceps, flexiones de pecho y mucho más agarrando las asas o pisando el elástico. Puedes trabajar todos los músculos principales con ejercicios creativos con esta herramienta:

- **Brazos**: *Curl* de bíceps, extensiones de tríceps, elevaciones laterales.

- **Hombros**: Elevaciones frontales, prensas por encima de la cabeza, extensiones inversas.

- **Pecho**: *press* de pecho, extensiones de pecho.

- **Espalda**: Remo, *pull apart*, *face pull*.

- **Núcleo**: Abdominales de pie, movimientos de rotación.

- **Glúteos**: Puente de glúteos, boca de incendios, patadas de burro.

- **Piernas**: Sentadillas, estocadas, caminatas de cangrejo (*monster walk*).

Las bandas se combinan perfectamente con ejercicios de peso corporal, como flexiones, dominadas y planchas, para añadir resistencia.

Las posibilidades son infinitas cuando se es creativo anclando las ligas para trabajar los músculos desde todos los ángulos y combinaciones. No se necesitan grandes máquinas.

Historia de los ejercicios con bandas elásticas

La resistencia del elástico para hacer ejercicio se remonta a cientos de años atrás. La primera patente de algo muy similar a las bandas de resistencia modernas fue inventada por Gustav Gossweiler en Suiza. El 28 de mayo de 1895 patentó su invento en ese país. El 26 de junio de 1896, lo registró en EE.UU. En sus documentos de patente, describió el descubrimiento de ejercicio elástico como un aparato gimnástico hecho de cuerdas con asas.

Las agarraderas eran lo suficientemente anchas como para no lesionar la mano del usuario al estirarlas, tal como ocurre hoy con estos implementos. El Sr. Gossweiler describió las ventajas de sus cuerdas elásticas, que reflejan a la perfección la descripción actual de las bandas de entrenamiento. Hizo hincapié en la portabilidad, el ahorro de espacio y las numerosas rutinas que se pueden hacer con la resistencia elástica.

Las posiciones y formas de los ejercicios son casi idénticas a las de las bandas elásticas actuales. Los dibujos de la patente muestran incluso a una persona haciendo ciertos estiramientos y posturas con cuerdas elásticas que se asemejan a los movimientos modernos de entrenamiento. Dadas las claras similitudes, se puede afirmar que el invento de Gossweiler fue básicamente la primera versión mundial de las bandas de resistencia.

Ya en el siglo XVII se utilizaban cuerdas elásticas en tratamientos de fisioterapia para ayudar a los pacientes a rehabilitarse de lesiones. Pero no fue hasta hace poco que las ligas se popularizaron para el entrenamiento de fuerza y el fitness en general.

En la década de 1970, estos implementos y los tubos de resistencia ganaron terreno como herramienta de rehabilitación y ejercitación. Los fisiólogos del ejercicio experimentaron con cuerdas y bandas elásticas para crear programas de entrenamiento de fuerza cuando las pesas no resultaban prácticas. Los científicos también empezaron a investigar la eficacia de la tensión elástica.

En 1975, un estudio muy importante descubrió que la resistencia elástica genera mayor actividad muscular que la fuerza isotónica, como las pesas. Esto despertó el interés por las bandas para mejorar el rendimiento atlético.

En la década de 1980, los entrenadores de equipos deportivos profesionales y universitarios integraron la resistencia elástica en los programas de entrenamiento. Su diseño portátil y ligero las hacía perfectas para los equipos que viajaban y ofrecían una gran versatilidad. En esos años, las bandas elásticas se convirtieron realmente en la corriente dominante en el mundo del fitness.

Durante las décadas de 1990 y 2000, las bandas de resistencia ganaron popularidad con el crecimiento de los entrenamientos en casa. La gente se dio cuenta de que con este implemento se podía conseguir un entrenamiento de fuerza eficaz con un equipamiento mínimo. A medida que aumentaba el número de personas que hacían ejercicio en sus hogares, los elásticos se convirtieron en una alternativa asequible y cómoda a los voluminosos sets de pesas.

Expertos en fitness como Tony Horton y Denise Austin incluyeron ejercicios con bandas de resistencia en sus programas domésticos en las décadas de 1990 y 2000. Esto expuso las ligas a las masas, convirtiéndolas en un elemento básico en los gimnasios caseros. Programas de entrenamiento populares como *P90X, Insanity* y *Body Beast* también incorporaron rutinas con estos implementos.

En la década de 2000, el Colegio Americano de Medicina Deportiva recomendó el entrenamiento con resistencias elásticas para todos los grupos de población, desde atletas hasta personas mayores. Las investigaciones continuaron y demostraron que las ligas mejoraban la movilidad, la fuerza, la potencia y la resistencia cardiovascular.

En la década de 2010, con el auge de las redes sociales, los entrenamientos con bandas elásticas se expandieron por Internet. Instagram y YouTube, convirtiéndose en plataformas ideales para compartir rutinas creativas. *Influencers* y entrenadores publicaron ejercicios que la gente podía hacer desde casa con un equipamiento mínimo.

Surgieron productos especializados que llevaban las bandas de resistencia al siguiente nivel, como la popular *Booty Band*, dirigida a la parte inferior del cuerpo. Los deslizadores añadieron otra dimensión al entrenamiento con bandas. Las marcas centradas en la innovación de las ligas ofrecieron más opciones.

Hoy en día, las bandas de resistencia siguen siendo muy populares en los gimnasios y en el fitness doméstico. Los avances en la tecnología de estos implementos han ampliado aún más las posibilidades. Puedes conseguir bandas inteligentes que registran tus métricas de forma física a través de una aplicación mientras entrenas.

Aunque el concepto básico de estirar una cuerda elástica existe desde hace siglos, los últimos 50 años han dado forma a las bandas de entrenamiento tal y como las conocemos hoy en día, una herramienta versátil y eficaz para los ejercicios de fuerza, la rehabilitación y el fitness en general. A medida que avanzan la tecnología y la innovación, es probable que los elásticos sigan adaptándose al futuro del fitness.

Beneficios del entrenamiento con bandas de resistencia

Ahora que conoces las bandas de resistencia, probablemente te preguntes por qué añadirlas a tu rutina de entrenamiento. He aquí varias razones de peso:

1. Eficacia

Las rutinas con banda elástica proporcionan una tensión constante durante toda la amplitud de movimiento en un ejercicio, lo que se traduce en un entrenamiento de resistencia eficaz. Ésta aumenta a medida que se estira el elástico, dirigiéndose a los músculos durante toda la rutina. Permite sobrecargarlos, aumentando la fuerza y el tono cuando se utiliza correctamente. Aunque no son tan pesadas como las pesas, las investigaciones demuestran que las bandas de resistencia pueden aumentar significativamente el vigor cuando se utilizan de forma correcta y constante.

2. Músculos trabajados

Un gran aspecto de los entrenamientos con bandas de resistencia es que pueden trabajar y aislar grupos musculares, de forma similar a las máquinas con cables y poleas de un gimnasio. Los elásticos tienen una gama de niveles de resistencia para desafiarte a ti mismo. Puedes trabajar la parte superior del cuerpo, la inferior, el tronco, la espalda y mucho más anclando la liga y ajustando la posición del cuerpo. Con un juego de bandas elásticas puedes entrenar todo el cuerpo.

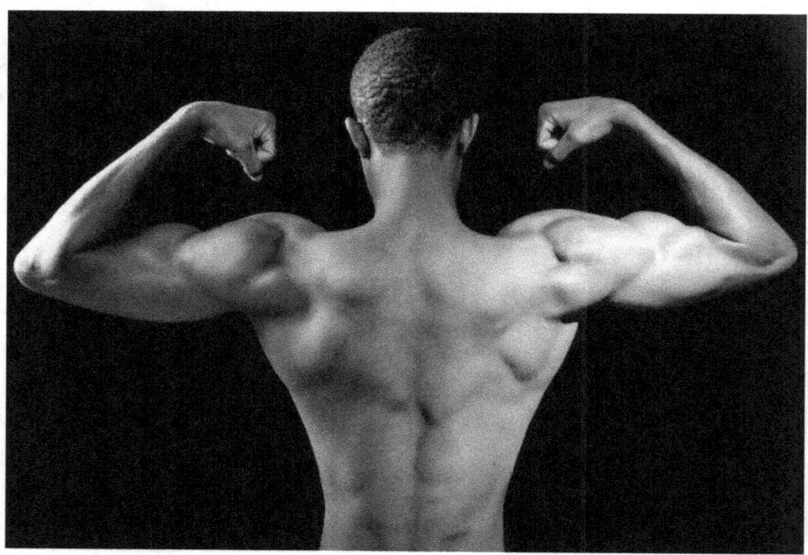

2. *Un gran aspecto de los entrenamientos con bandas de resistencia es que pueden centrarse y aislar grupos musculares, de forma similar a las máquinas de un gimnasio.*
Fuente:https://unsplash.com/photos/topless-man-with-black-background-_nUKpvm9Iow

3. Facilidad para principiantes

Los ejercicios con bandas de resistencia son fáciles para los principiantes. La tensión del elástico proporciona resistencia, pero es más seguro y controlado que las pesas, a las que puede llevar tiempo acostumbrarse. Las bandas de entrenamiento facilitan la amplitud de movimiento, ayudándote a aprender la forma y la técnica adecuadas. Comienza con las más ligeras y ve subiendo a medida que te haces más fuerte. Es lo que las hace más accesibles para los novatos.

4. Comodidad

Las bandas de resistencia son ligeras, portátiles y pueden utilizarse prácticamente en cualquier lugar. Puedes guardar un juego en tu bolsa de deporte o maleta y realizar un entrenamiento eficaz en tu habitación de hotel o al aire libre.

Algunos de los ejercicios más habituales en los viajes son las sentadillas, estocadas, curl de bíceps, press de hombros y remo. Las bandas ocupan poco espacio, por lo que son ideales para lugares reducidos.

Con una banda elástica puedes ejercitar y tonificar cualquier grupo muscular. Anclar la liga de forma creativa abre muchas posibilidades. La combinación de elásticos con ejercicios de peso corporal puede llevar tu entrenamiento al siguiente nivel.

Beneficios para la salud

1. Ralentiza el Deterioro Celular

El deterioro celular se refiere a la velocidad a la que envejecen tus células. Si las viejas mueren más rápido de lo que tu cuerpo produce unas nuevas, básicamente te estás haciendo viejo más rápido. Si bien no puedes detener la senescencia, puedes ralentizar el proceso y mantener la energía muscular a medida que esto sucede.

Se ha demostrado que los entrenamientos con bandas elásticas ayudan a lentificar el deterioro celular para favorecer un envejecimiento más saludable. Un estudio de 2011 publicado en la revista *Sports Medicine* analizó el impacto de las rutinas de resistencia en el deterioro muscular de los adultos mayores. La investigación concluyó que estos entrenamientos podrían ralentizar el proceso natural de envejecimiento de las células. Otros ensayos han demostrado que el ejercicio de fuerza puede ayudar a revertir en cierta medida los cambios celulares relacionados con la edad.

El entrenamiento de resistencia puede mantenerte más fuerte y con más energía en tus últimos años, preservando la masa muscular y la funcionalidad a medida que envejeces. El impacto en las células es una razón clave por la que los ejercicios con bandas son muy recomendables para las personas mayores.

2. Ayuda a controlar la artritis

Si padeces artritis, los ejercicios con bandas elásticas te ayudarán a controlar los síntomas. Esta es la razón por la que muchos fisioterapeutas recomiendan el entrenamiento de resistencia a sus pacientes con esta enfermedad.

La Arthritis Foundation enumera las bandas de resistencia en su sitio web como uno de los mejores ejercicios para aliviar los dolores y molestias de la artritis. Las investigaciones avalan su eficacia.

En un estudio publicado en el *Journal of Rheumatology*, personas con artritis en la rodilla realizaron ejercicios con bandas de resistencia durante cuatro meses. Al final del entrenamiento, los participantes informaron de una disminución media del 42% del dolor en esa articulación. También mejoraron en un 44% la función y la capacidad de mover la rodilla en toda su cobertura.

Los investigadores creen que el entrenamiento de resistencia ayudó a fortalecer los músculos que rodean la articulación de la rodilla, por lo que hubo más capacidad de manejar la presión y la carga durante el movimiento sin dolor.

3. Reduce la probabilidad de lesiones

Los ejercicios con bandas de resistencia pueden fortalecer los huesos y hacerlos más densos con el tiempo. Según la Clínica Mayo, el ejercicio de fuerza ejerce una tensión saludable sobre los huesos, lo que obliga a éstos a adaptarse volviéndose más compactos y ligeramente más grandes. Este aumento de la densidad y la resistencia óseas hace que los adultos sean menos propensos a lesionarse, incluso si se caen.

El entrenamiento de resistencia puede mejorar la estabilidad general, reduciendo el riesgo de caídas. A diferencia de otros tipos de ejercicio, el uso de bandas elásticas tiene un bajo riesgo de lesión.

Otra ventaja del entrenamiento de fuerza es que libera endorfinas, las sustancias químicas del cuerpo que nos hacen sentir bien. Éstas interactúan con los receptores del cerebro para generar una felicidad natural al reducir la percepción del dolor.

Por lo tanto, con un entrenamiento regular con bandas elásticas, puedes convertirte en un dispensador ambulante de hormonas de la felicidad. Es probable que sientas un cambio en tu estado de ánimo y perspectivas, lo que de seguro notarán tú y los que te rodean. Mejorará tu calidad de vida en general.

Capítulo 2: Iniciación

Has tomado la importante decisión de comenzar el entrenamiento con bandas de resistencia. Ahora, es el momento de dar el siguiente paso y ponerte en marcha. En este capítulo, aprenderás a prepararte con el equipo y obtendrás los conocimientos necesarios para realizar rutinas con bandas de forma segura y eficaz.

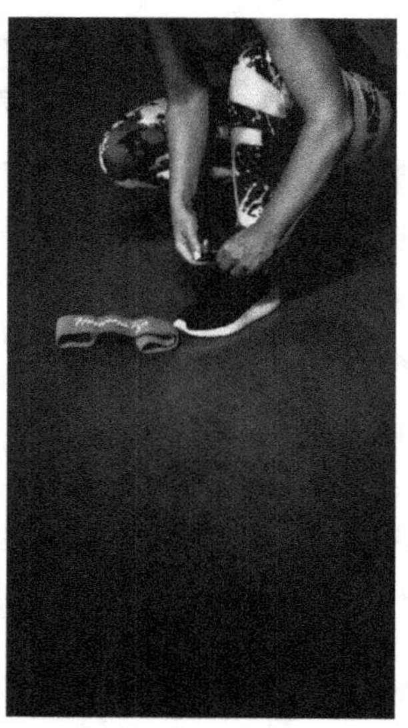

3. Ahora es el momento de dar el siguiente paso y ponerte en marcha. Fuente:https://unsplash.com/photos/grayscale-photo-of-person-wearing-sneakers-tJoV_BdCi9I

Aquí te guiaremos en la elección de las bandas de resistencia con la tensión adecuada para tu nivel de fuerza y condición física. Lo último que quieres son bandas demasiado flojas o muy difíciles de estirar. Este capítulo le ayudará a encontrar el punto óptimo. También obtendrás consejos de seguridad para evitar lesiones durante el ejercicio. La postura correcta, los movimientos controlados y escuchar a tu cuerpo son esenciales.

Al final de sesta parte, tendrás las bandas de resistencia correctas listas para usar, sabrá cómo ejercitarte de forma segura y podrás lanzarte a esos primeros y gratificantes entrenamientos. Así pues, sigue leyendo y ponte en movimiento con los elásticos adecuados. Un entrenamiento constante te proporcionará fuerza para las actividades cotidianas y te mantendrá firme sobre sus pies.

Cómo elegir las bandas de resistencia adecuadas

La popularidad de las bandas elásticas para el entrenamiento de fuerza y la rehabilitación se ha disparado, por lo que las opciones del mercado pueden resultar abrumadoras. ¿Cómo elegir aquellas adecuadas a tus necesidades entre la miríada de niveles de resistencia, materiales, estilos, marcas y características? A continuación te ofrecemos un análisis en profundidad de los factores clave que debes tener en cuenta a la hora de elegir tus herramientas:

Determinar el nivel de resistencia

La primera decisión importante es elegir la resistencia adecuada para tu nivel de fuerza y forma física. Las bandas de resistencia están codificadas por colores para indicar sus niveles de tensión, que van de ligero a extra pesado. Toma en cuenta esta pauta general:

- **Bandas ligeras** - Amarillas/anaranjadas - Proporcionan de 5 a 10 libras de resistencia.

- **Bandas medianas** - Verde/Azul - Proporcionan de 10 a 20 lbs. de tensión.

- **Bandas pesadas** - Negras/Moradas - Proporcionan de 20 a 40 lbs. de resistencia.

- **Bandas extra pesadas** - Plata/Oro - Superan las 40 lbs. de resistencia.

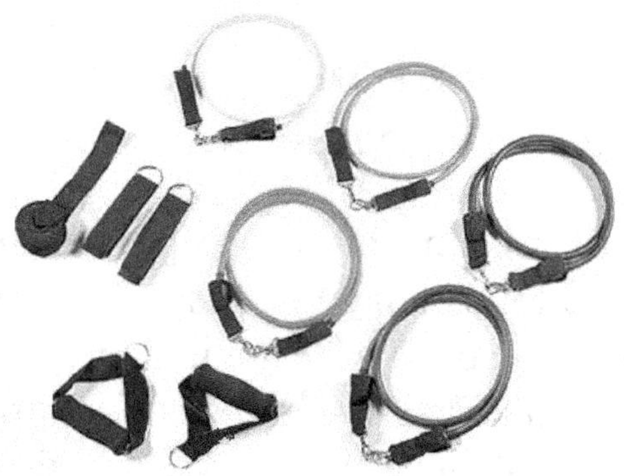

4. *El nivel de resistencia adecuado provocará una sensación de quemazón al final de la serie. Fuente: Velislav Panchev, CC BY-SA 4.0 <https://creativecommons.org/licenses/by-sa/4.0>, vía Wikimedia Commons: https://commons.wikimedia.org/wiki/File:Trenirovachni_lastici_s et.JPG*

Debes tener una resistencia que suponga un reto, pero que te permita realizar entre 8 y 15 repeticiones de calidad antes de fatigarte. El nivel de resistencia adecuado provocará una sensación de quemazón al final de la serie. Las bandas demasiado fáciles no sobrecargarán correctamente los músculos, mientras que las muy duras pueden provocar lesiones y una mala posición.

Comienza con elásticos de color más claro en el rango de 10-20 libras que ofrecen una introducción suave a las rutinas, si es que eres nuevo en el entrenamiento de resistencia. Puedes aumentar gradualmente la tensión a medida que te fortalezcas. Los más avanzados pueden comenzar con una banda más pesada en el rango de 20 a 40 libras para una intensa activación muscular.

Es útil comprar varias bandas de resistencia para modificar y progresar en los ejercicios intercambiándolas. Múltiples niveles le permiten dirigirte a diferentes grupos musculares de manera más eficaz.

Material de fabricación

Las bandas elásticas están hechas de látex, caucho o una mezcla de ambos materiales, cada una con una sensación única.

Los elásticos de látex ofrecen más elasticidad y rebote al estirarlos, proporcionando una resistencia nítida. La tensión aumenta rápidamente, lo que las hace ideales para movimientos rápidos y potentes. Sin embargo, el látex puede perder elasticidad y volverse quebradizo con el tiempo.

Las bandas elásticas 100% caucho proporcionan un aumento más suave y gradual de la resistencia a lo largo del rango del movimiento. Conservan la elasticidad durante más tiempo con el uso repetido. Sin embargo, algunos encuentran que la tensión es menos dinámica para los movimientos rápidos en comparación al látex.

Las bandas combinadas de estos dos materiales buscan lo mejor de ambos mundos: la elasticidad y longevidad de la goma con un toque de la capacidad de respuesta del látex. Ofrecen un término medio de resistencia suave y ágil.

Considera tu estilo de entrenamiento y tus preferencias a la hora de elegir entre los dos tipos de bandas elásticas. Ambas ofrecen un buen rendimiento si se utilizan correctamente.

Tamaño y forma de las bandas

Las bandas elásticas están disponibles en varias anchuras, longitudes y formas para adaptarse a diferentes ejercicios. Las planas estándar son cintas largas, normalmente de 90 cm a 1,20 m de longitud. Las cintas elásticas pequeñas tienen entre 30 a 38 cm para envolver las extremidades. También existen elásticos anchos y largos con asas para el entrenamiento de la parte superior del cuerpo.

Las cintas y lazos más anchos tienen más superficie, lo que dispersa la resistencia en un espacio mayor. Las bandas más finas concentran la fuerza en un área más pequeña. Además, puedes sumar las ligas para aumentar la tensión.

Las bandas más largas son más versátiles para los movimientos de todo el cuerpo, mientras que los mini elásticos se centran en zonas específicas como los brazos, las piernas o los glúteos. Las asas te permiten agarrar las bandas para realizar curl de bíceps, press de pecho y otros movimientos comunes.

Una gran variedad de longitudes y formas permite trabajar todo el cuerpo. Pero debes elegir un tamaño de banda apropiado para el grupo muscular que estás entrenando.

Calidad y durabilidad

Busca bandas fabricadas con látex o mezclas de caucho de alta calidad. Deben tener los bordes bien pegados, sin signos de desgarro, con costuras reforzadas en las asas. Las ligas de baja calidad pueden tener bordes irregulares y débiles.

Las bandas de resistencia pueden volverse quebradizas y propensas a romperse con el uso regular. Comprueba la garantía y la vida útil antes de comprar. Las marcas de renombre ofrecen recambios para las bandas defectuosas que pierden elasticidad prematuramente.

Inspecciona también la seguridad con la que las asas están sujetas a las cintas. Las agarraderas sueltas pueden desprenderse con el uso continuado, con el consiguiente riesgo de lesiones. Éstas deben sujetarse firmemente a la banda en toda su anchura con costuras apretadas y reforzadas.

Portabilidad

Una de las ventajas de las bandas de resistencia es su portabilidad. Si piensas viajar con ellas, busca juegos compactos con estuche. Así las mantendrás protegidas y dentro de tu equipaje.

Algunas marcas ofrecen bandas de resistencia de bolsillo que se pliegan como una cartera. Aunque tienen un rango de resistencia limitado, son una opción de entrenamiento rápido cuando el espacio es mínimo.

Opta por tener un estante de almacenamiento, soporte de pared o mosquetones incluidos para organizar tus bandas ordenadamente cuando no estén en uso. El almacenamiento adecuado prolonga su elasticidad y vida útil.

Características añadidas y accesorios

A veces, las bandas de gama alta incluyen características adicionales como asas acolchadas para mayor comodidad, anclajes de puerta para sujetar las bandas de forma segura, o correas y tobilleras para los movimientos de la parte inferior del cuerpo. Considera aquellos accesorios que mejoren tus ejercicios.

También hay disponibles bandas de resistencia inteligentes con conectividad Bluetooth que sincronizan los datos del ejercicio con aplicaciones de fitness. Éstas registran parámetros como el número de repeticiones, series, niveles de resistencia y permiten seguir los entrenamientos.

Aunque son muy útiles para los amantes de los datos, las funciones inteligentes no son esenciales. Las bandas elásticas estándar ofrecen un entrenamiento eficaz para todos los niveles sin necesidad de digitalización. Invierte en bandas de alta tecnología solo si vas a aprovechar todas sus ventajas.

Consideraciones sobre el precio

Puedes encontrar elásticos de resistencia de calidad desde los 10 $ de un set básico hasta los 150 $ o más de un sistema inteligente completo. Evalúa tu presupuesto y la frecuencia con la que piensas utilizarlas.

Un paquete básico de 20 dólares debería ser suficiente para un uso ocasional en casa. Si levantas peso con regularidad, puede valer la pena gastar entre 50 y 75 dólares en bandas de gama alta de marcas de renombre, por su durabilidad, accesorios y niveles de resistencia progresivos.

Evita los implementos genéricos más baratos, que se rompen y pierden resistencia rápidamente. Pero también debes saber que las bandas más caras tampoco son necesarias. Encuentra el punto óptimo entre calidad y presupuesto.

Concéntrate en el nivel de resistencia, los materiales y la calidad

Con tantos productos en el mercado, elegir bandas de resistencia puede ser complicado. Pero concéntrate en seleccionar la resistencia adecuada para tu capacidad, la calidad para la durabilidad y las características para impulsar tus entrenamientos.

Prueba unas cuantas y evalúa cuál te gusta más. Puede que prefieras la respuesta ágil del látex a la del caucho más suave. Encuentra las cintas que te proporcionen la sensación y el desafío adecuados para satisfacer tus necesidades de entrenamiento y tu condición física.

Consejos de seguridad para personas mayores

Los ejercicios con bandas de resistencia ofrecen muchos beneficios para las personas mayores, como fuerza, movilidad y equilibrio, con un bajo impacto en las articulaciones. Sin embargo, se deben tener en cuenta algunas consideraciones especiales de seguridad cuando se planea comenzar una rutina de ejercicios con este tipo de implementos. Con algunos ajustes y precauciones, los adultos mayores pueden disfrutar con seguridad de las ventajas del entrenamiento con bandas elásticas. Estos son los consejos importantes que se deben considerar:

Elije el nivel de resistencia adecuado

Elegir el nivel de tensión adecuado para las bandas elásticas es una consideración importante para las personas mayores que desean utilizarlas para hacer ejercicio. Al comenzar una rutina con bandas de entrenamiento, lo mejor es empezar con una dureza ligera o media de 10 a 20 libras. Las ligas de este rango de resistencia permiten a los mayores que se inician en el entrenamiento de fuerza comenzar lentamente y con seguridad sin sobreesforzarse con una tensión que podría provocar lesiones. Una tirantez demasiado exigente desde el principio puede aumentar el riesgo de sufrir torceduras u otros daños, especialmente en el caso de los adultos que se inician en este tipo de prácticas. Por lo tanto, una más ligera es la mejor opción al principio.

Las cintas fabricadas con materiales de resistencia más leve y gradual resultan más cómodas que las de látex más elásticas. Las bandas más suaves aumentan la tirantez progresivamente, por lo que son más amigables para las articulaciones al estirarlas. Evitan las sensaciones bruscas y las sacudidas en el cuerpo, lo que es importante para la gente mayor. Se recomienda aumentar los niveles de tensión poco a poco. No hay por qué precipitarse y hacerlo demasiado deprisa. Lo más seguro es escuchar a tu cuerpo e incrementar el desafío con prudencia a medida que se desarrolla la fuerza.

Tómate tu tiempo para adaptarte adecuadamente a las nuevas exigencias de tus músculos y articulaciones. La clave está en empezar con calma e ir aumentando gradualmente.

Concéntrate en la postura adecuada

La postura y la técnica adecuadas son extremadamente importantes para los adultos mayores que hacen ejercicio con bandas de resistencia. Una forma incorrecta puede provocar dolorosas distensiones o desgarros musculares, por lo que es fundamental realizar correctamente los movimientos.

Al hacer ejercicios parados en los que la banda está anclada debajo de ambos pies, resulta útil girarlos ligeramente hacia fuera y centrarse en la distribución uniforme del peso entre ambas piernas.

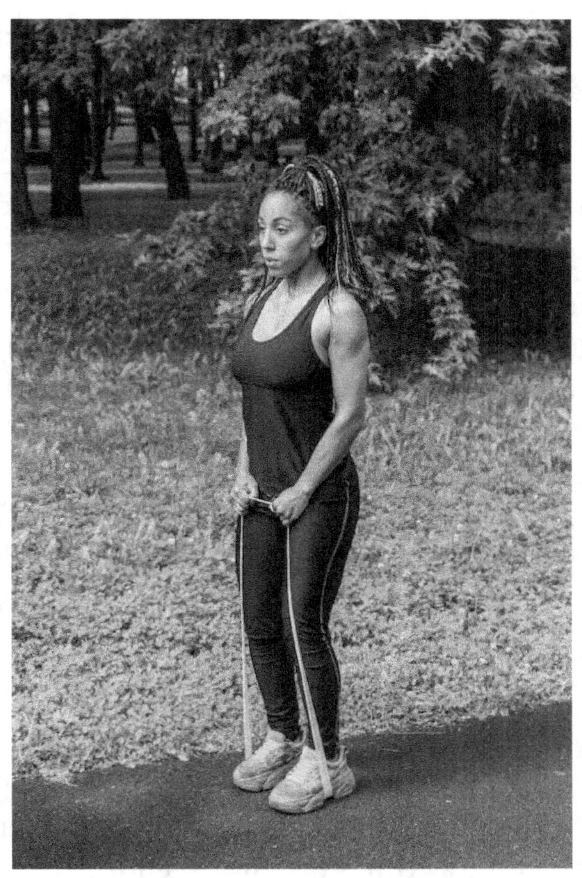

5. *Una postura incorrecta puede provocar dolorosas distensiones o desgarros musculares, por lo que es fundamental realizar correctamente los movimientos.*
Fuente:https://www.pexels.com/photo/a-woman-working-out-using-a-resistance-band-5149168/

Realizar el movimiento completo del ejercicio a un ritmo controlado y constante ayuda a mantener estable la tensión en los músculos objetivo. Evita cualquier acción rápida o brusca que pueda provocar una contracción repentina de las articulaciones o los músculos. Hacer el ejercicio lento y suave permite que los músculos se contraigan de forma más protegida.

También es útil mantener activado el centro durante todo el movimiento para conservar estables la columna vertebral y la pelvis. Centrarse en la postura y la alineación de las articulaciones garantiza que las fuerzas generadas por la banda se absorban de forma segura a través de las articulaciones.

Antes de intentar ejercicios nuevos o desconocidos con bandas de resistencia, es aconsejable que las personas mayores consulten a un entrenador personal o a un preparador físico. Un profesional del ejercicio que observe la configuración, la posición y la técnica puede identificar errores en la postura y explicarle cómo realizar los movimientos correctamente. Empieza con elásticos más ligeros hasta que domines los patrones motores y la forma correcta y, a continuación, añade un nuevo desafío.

Grabarte en vídeo o realizar los movimientos delante de un espejo te ofrece una valiosa retroalimentación para reforzar la técnica adecuada. Dedicar tiempo a aprenderlos correctamente ayuda a las personas mayores a ejercitarse de forma segura y eficaz con estos implementos.

Prepara tu lugar de ejercicio

Organiza tu espacio para ejercitarte y así minimizar los posibles riesgos de tropiezos cuando te dispongas a utilizar las bandas de resistencia. Asegúrate de que el área sea lo suficientemente amplia para desplazarte con seguridad a través de todo el rango de movimiento de los ejercicios, sin que las ligas se enganchen o se rompan inesperadamente. Retira alfombras, animales domésticos, cables eléctricos u otros objetos que puedan provocar traspiés o caídas al retroceder o inclinarte durante los estiramientos. Los puntos de anclaje sólidos para los elásticos también son importantes. Las bandas deben fijarse firmemente debajo de objetos pesados y estables como sofás o sillas resistentes que no se deslicen ni permitan que éstas se aflojen.

Si sujetas las bandas a una puerta, es esencial que el anclaje de las mismas este firmemente sujeto contra la parte superior e inferior del marco de la puerta. Afirmar la liga a una puerta sin el empeño adecuado puede llevar a una falla repentina si el elástico se resbala, lo cual puede causar perdida de balance o lesiones. Nunca asegures las cintas a muebles u objetos que puedan volcarse y provocar una caída. Antes de cada entrenamiento, revisa tus herramientas en busca de signos visibles de desgaste, como grietas, agujeros o roturas. Lo más seguro es desecharlas si están dañadas en lugar de arriesgarse a que se rompan durante su uso.

Es importante controlar la velocidad a la que la banda de resistencia retorna a la posición inicial. Dejar que vuelvan rápidamente puede tensar los músculos. Hacerlo lenta y suavemente hasta la posición inicial ayuda a proteger las articulaciones y mantiene una presión constante en los músculos objetivo. Revisar el espacio que hay detrás de ti antes de retroceder o lanzarte mientras estiras una banda ayuda a evitar daños. Establecer un entorno de ejercicio seguro garantiza que las personas mayores puedan moverse con confianza durante la rutina con bandas elásticas.

Utiliza el calzado adecuado

El uso de zapatos adecuados durante los ejercicios con bandas de resistencia es vital para las personas mayores. Un calzado resistente con buena tracción y estabilidad es esencial para evitar resbalones y mejorar el equilibrio. Realizar la rutina en calcetines o zapatillas puede ser muy peligroso, ya que se incrementa el riesgo de que los pies se resbalen durante los movimientos.

Las zapatillas deportivas con cordones seguros son ideales para el entrenamiento con bandas, ya que proporcionan sujeción al pie y evitan que resbale dentro del calzado. El tramado de las suelas se sujeta mejor al piso, añadiendo más estabilidad cuando estás de pie sobre los elásticos. Los zapatos deportivos distribuyen la presión y absorben la fuerza, protegiendo pies y articulaciones.

Comprueba que las suelas de tus zapatillas no estén excesivamente desgastadas antes de utilizarlas para entrenar con bandas. Si esto ocurre, se reduce la tracción, lo que provoca una mala pisada durante los ejercicios. Un calzado más nuevo agarra y sujeta mejor los pies maduros.

Apoyar correctamente los pies y los tobillos ayuda a mantener el equilibrio y el control del cuerpo cuando se aplica tensión. Si usas calzado con suela lisa, considera la posibilidad de hacer ejercicio sobre una esterilla de yoga o una superficie con agarre en lugar de suelos resbaladizos.

Tomar medidas para mejorar la tracción y el apoyo del pie reduce el riesgo de caídas y lesiones. Un zapato resistente proporciona una base estable para que las personas mayores hagan ejercicio con confianza utilizando bandas de resistencia.

Empieza primero con peso corporal asistido

Cuando las personas mayores aprenden movimientos como las sentadillas, estocadas y flexiones, es aconsejable practicarlos sin resistencia adicional. Realizar repeticiones de estos ejercicios con el peso corporal permite al cuerpo aprender los patrones motores y las técnicas adecuadas. Concentrarse primero en la postura adecuada y la alineación de las articulaciones sin preocuparse por la tensión suplementaria ayuda a desarrollar la fuerza central y el equilibrio de forma segura y controlada.

Para las personas maduras que necesitan ayuda, el uso de una silla como apoyo para las sentadillas o de una pared para las flexiones permite desarrollar la fuerza y la movilidad a un nivel adecuado. El dominio de estos ejercicios básicos a través de la práctica controlada prepara al cuerpo para añadir más adelante las bandas de resistencia.

Progresar demasiado rápido hacia la resistencia con bandas antes de establecer la fuerza y la técnica puede aumentar el riesgo de lesiones. Construir una base con repeticiones con el peso corporal garantiza que los mayores mejoren su estabilidad y la confianza en sus movimientos.

Una vez que los mayores hayan adquirido mayor destreza en la realización de repeticiones más numerosas con la postura adecuada utilizando únicamente el peso corporal, se pueden integrar las bandas de resistencia para aumentar el estímulo del entrenamiento.

Una progresión gradual del peso corporal a las bandas permite a la gente de edad avanzada reforzar la técnica y acumular volumen de entrenamiento para soportar una rutina más intensa. Este enfoque paciente ayuda a optimizar la movilidad, el equilibrio y la fuerza funcional.

Empieza a entrenar con un compañero

La presencia de un compañero o entrenador durante las primeras sesiones de entrenamiento con bandas mejora enormemente la seguridad. Pueden darte indicaciones acerca de tu postura, controlar la resistencia y ayudarte en caso de que pierdas el equilibrio o el control. A medida que te acostumbres a la sensación de las ligas, podrás entrenar solo. Sin embargo, la supervisión al principio reduce el riesgo de lesiones.

Enfócate en el entrenamiento excéntrico

El ejercicio excéntrico, en el que los músculos se alargan lentamente contra la resistencia, es el más seguro para las personas mayores. Evita los movimientos concéntricos rápidos y excesivos, en los que los músculos se contraen y acortan con rapidez. Mantén cada fase lenta y controlada. Por ejemplo, realiza flexiones de bíceps con una fase de descenso de 3 segundos y otra de elevación de 1 segundo para mayor seguridad.

No contengas la respiración

Muchas personas retienen instintivamente la respiración durante las partes más exigentes de un ejercicio sin darse cuenta. Debes exhalar durante la fase de esfuerzo e inhalar durante la fase de relajación. Una respiración adecuada evita subidas repentinas de la tensión arterial que pueden resultar peligrosas. Una acción constante y controlada también ayuda a mantener la concentración.

Escucha a tu cuerpo

Presta mucha atención a cualquier señal de dolor o incomodidad de tu cuerpo. Para inmediatamente y reevalúa tu postura si un ejercicio te provoca tensión o daño. Entrena en torno a movimientos estables y controlados, evitando los que lesionan las articulaciones o causan molestias. El entrenamiento de resistencia nunca debe ser doloroso.

Descansa lo suficiente entre series

Descansar más entre series ayuda al sistema cardiovascular a recuperarse y evita el sobreesfuerzo. Tómate al menos 60 a 90 segundos entre los ejercicios de resistencia para que los músculos se relajen. Un descanso adecuado proporciona mayores beneficios a largo plazo que las prisas entre repeticiones. Además, mantente bien hidratado durante los periodos de descanso.

Evita bloquear las articulaciones

No bloquees nunca por completo ni hiperextiendas las articulaciones durante el ejercicio. Estas partes de tu cuerpo son más vulnerables a las lesiones cuando se estiran o flexionan al máximo. Mantén una ligera y suave flexión durante movimientos como: estirar los brazos por encima de la cabeza o ponerse en cuclillas. Esto protege los tendones y ligamentos vulnerables a una tensión excesiva.

Varía tu rutina

Cambia su rutina de entrenamiento con la banda de resistencia pasadas unas pocas semanas para desafiar continuamente a tu cuerpo de manera diferente, evitando al mismo tiempo el uso excesivo. Realiza diferentes ejercicios que activen varios grupos musculares.

Utiliza sistemas de progresión

Elabora un plan para aumentar sistemáticamente la resistencia y evitar el sobreesfuerzo repentino. Este programa puede consistir en aumentar gradualmente los niveles de tensión de la banda o añadir repeticiones o series. Pero no apresures la progresión hasta que domines cada nivel. Limita los entrenamientos más duros a 2 o 3 veces por semana como máximo, con días de descanso entre ellos.

Cuándo buscar ayuda

Si sientes un dolor persistente durante o después de los entrenamientos, no intentes superarlo. Acude a un fisioterapeuta o a un profesional del deporte para que corrija tu postura. Un malestar continuo e inexplicable podría indicar un problema subyacente que requiere atención médica.

Siempre es mejor prevenir que curar cuando se hace ejercicio a una edad avanzada.

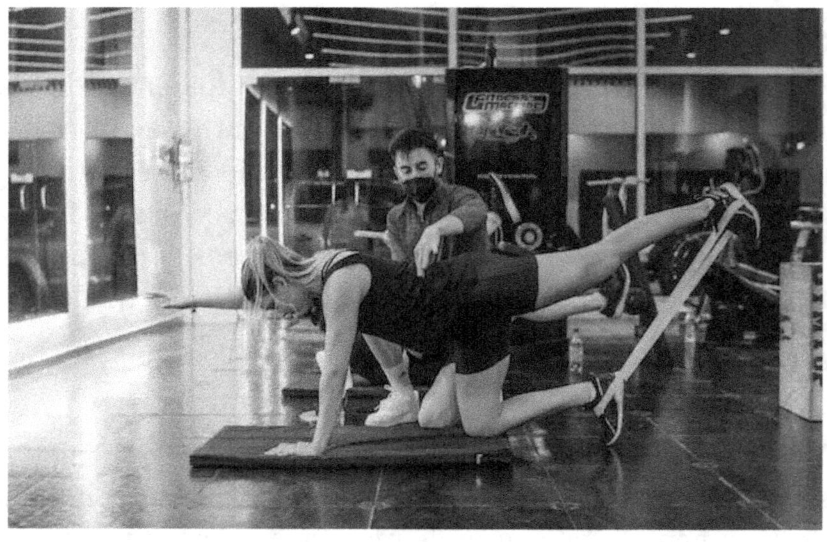

6. Busca la orientación de un fisioterapeuta o un profesional de fitness para corregir tu postura. Fuente: https://www.pexels.com/photo/personal-coach-helping-woman-in-performing-gym-exercise-with-resistance-band-11713860/

Mantente nutrido e hidratado

La nutrición y la hidratación influyen directamente en la recuperación y la seguridad del entrenamiento. Sigue una dieta rica en proteínas magras, grasas saludables, alimentos antiinflamatorios y nutrientes que refuercen los huesos. Bebe mucha agua antes, durante y después del ejercicio. Una alimentación adecuada proporciona reservas de energía y favorece la reparación muscular.

Programa chequeos periódicos

Programa revisiones periódicas con tu médico para que evalúe tu movilidad general, la salud de tus articulaciones y tu estabilidad. Ellos te dirán si necesitas restricciones o modificaciones en el ejercicio. Ciertas enfermedades, como la osteoporosis avanzada, pueden requerir evitar los movimientos de alto impacto o los ejercicios por encima de la cabeza. Un profesional te orientará sobre los movimientos adecuados.

Descubre lo que te gusta

El consejo de seguridad más importante es realizar únicamente ejercicios con bandas de resistencia que disfrutes legítimamente. El entrenamiento debe ser divertido y gratificante. No te fuerces a realizar movimientos que no te hagan sentir bien mental y físicamente. Hay infinitas formas creativas de entrenar con elásticos, así que explora movimientos que te entusiasmen a seguir entrenando.

Con atención y preparación, las personas mayores pueden desbloquear con seguridad los beneficios del entrenamiento de resistencia con bandas. Concéntrate en aumentar tu confianza y experiencia gradualmente. Se precavido, escucha a tu cuerpo y trabaja dentro de los límites razonables que te resulten adecuados. Y lo que es más importante, deja que las bandas elásticas mejoren esta etapa vital de tu vida.

Capítulo 3: Calentamiento y estiramientos

Antes de comenzar los ejercicios con bandas de resistencia, es esencial calentar adecuadamente los músculos y las articulaciones para evitar lesiones. En este capítulo, aprenderás más sobre movimientos sencillos de activación y rutinas de estiramiento para preparar tu cuerpo.

En primer lugar, aquí se explica por qué el calentamiento y los estiramientos son más importantes a medida que se envejece. Los músculos se tensan y las articulaciones se vuelven más rígidas con la edad, por lo que debes contrarrestar esta situación. A continuación, se explora ejercicios de activación específicos para aumentar el ritmo cardíaco, estimular el flujo sanguíneo a los músculos y preparar el cuerpo para el movimiento.

Por último, se describen rutinas de estiramiento de pies a cabeza para mejorar la flexibilidad de brazos, piernas, espalda y tronco. Siguiendo las instrucciones paso a paso y las fotos, estirarás suavemente todos los grupos musculares importantes en el entrenamiento con bandas.

Con el calentamiento y estiramientos adecuados, tu cuerpo estará preparado para realizar los ejercicios con bandas elásticas de forma segura.

Importancia del calentamiento y estiramiento

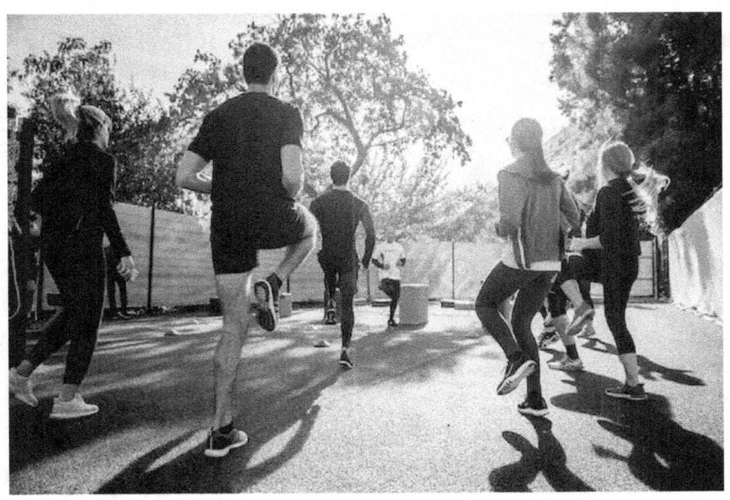

7. El calentamiento prepara el cuerpo para el entrenamiento. Fuente:https://unsplash.com/photos/man-in-black-t-shirt-and-black-shorts-running-on-road-during-daytime-J154nEkpzlQ

El calentamiento previo al ejercicio con bandas de resistencia es crucial para que las personas mayores aumenten el flujo sanguíneo y preparen el cuerpo para el entrenamiento.

La actividad aeróbica ligera, como caminar, eleva suavemente la temperatura corporal central, aumentando la circulación y proporcionando oxígeno y nutrientes adicionales a los músculos para la producción de energía. Calienta los músculos y las articulaciones, haciendo que los tejidos sean más flexibles y respondan mejor a los elásticos, y mejora la lubricación de las articulaciones, lo que permite un movimiento más suave. El calentamiento prepara el sistema cardiovascular y reduce el posible riesgo de lesiones.

El calentamiento dinámico mejora la movilidad

Realizar ejercicios dinámicos de calentamiento incorporando movimientos con peso corporal es excelente para que los mayores se preparen para los entrenamientos con bandas de resistencia. Los estiramientos dinámicos incluyen sentadillas, estocadas, *press* y otros ejercicios funcionales sin resistencia externa. Activar el cuerpo con estos movimientos ayuda a preparar y calentar los músculos específicos a los que se dirigen las sesiones de entrenamiento con bandas.

Repasando la secuencia de cada ejercicio se ensayan las técnicas adecuadas, activando los diferentes patrones motores. Se centran en la coordinación y la activación neural, preparando el sistema nervioso y los músculos para realizar los movimientos una vez que se ha añadido la resistencia de las bandas. Los ejercicios dinámicos llevan al cuerpo a través de una cómoda amplitud de movimiento, lubricando las articulaciones y mejorando la movilidad antes del entrenamiento.

El calentamiento dinámico eleva suavemente la frecuencia cardiaca y la temperatura a medida que se ejercitan los principales grupos musculares. Hace circular el flujo sanguíneo hacia las zonas de trabajo, aumentando la oxigenación y los nutrientes de los músculos. El aumento del calor corporal hace que los músculos sean más flexibles y respondan mejor a la resistencia. Las articulaciones también se benefician de una ligera movilización.

La clave está en realizar movimientos multiarticulares controlados a un ritmo suave. Con el tiempo, pueden completarse más repeticiones para acumular volumen y aumentar la temperatura central. La actividad debe realizarse sin dolor en toda la cobertura. El efecto general es ensayar los movimientos del entrenamiento, activar los músculos, elevar la frecuencia cardiaca y mejorar la movilidad como preparación para el entrenamiento de resistencia real. Los ejercicios dinámicos preparan el cuerpo para el éxito.

Estiramientos para la flexibilidad y la recuperación

El estiramiento específico después del calentamiento también es muy beneficioso para las personas mayores que utilizan bandas de resistencia. Estirar los músculos en caliente hace que los tejidos sean más elásticos y flexibles, reduciendo la rigidez muscular natural que, de otro modo, podría restringir la movilidad. Los músculos activados pueden alargarse más sin tensión ni microdesgarros.

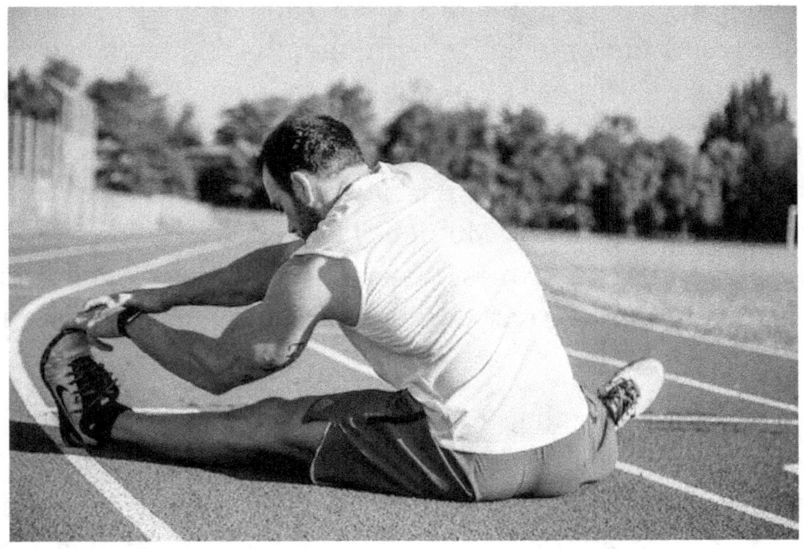

8. Estirar los músculos en caliente hace que los tejidos sean más elásticos y flexibles, reduciendo la rigidez muscular natural que, de otro modo, podría restringir la movilidad.
Fuente:https://unsplash.com/photos/man-in-white-sleeveless-top-WX7FSaiYxK8

Llevar las articulaciones a través de una cómoda amplitud de movimiento durante los estiramientos mejora la elasticidad. Las personas mayores pueden actuar y moverse en rangos más amplios sin dolor. Una mayor flexibilidad permite realizar las actividades cotidianas con más facilidad, y las articulaciones se benefician de la movilización a través de posiciones alargadas.

Los estiramientos después del entrenamiento ayudan a eliminar los residuos metabólicos, como el ácido láctico, que se acumula en los músculos durante el esfuerzo. La eliminación de los productos de desecho favorece la recuperación al reducir el dolor y la fatiga. Las distensiones en caliente también aumentan la circulación sanguínea, aportando oxígeno fresco y nutrientes para acelerar la reparación muscular.

Mantener la flexibilidad y la amplitud de movimiento de las articulaciones mediante estiramientos regulares hace que el entrenamiento sea más seguro y ayuda a prevenir lesiones, especialmente en el caso de las personas mayores.

La rigidez relacionada con la edad puede mitigarse para preservar la movilidad. Mantener los tejidos flexibles reduce la probabilidad de tirones, distensiones o desgarros durante los entrenamientos. Los estiramientos también protegen las articulaciones.

La clave está en hacer estiramientos relajados durante un tiempo prolongado mientras se respira profundamente, lo que permite a los músculos liberar la tensión acumulada y restablecer la longitud óptima en reposo. Una buena regla general es 30 segundos por movimiento, centrándose en los principales grupos Éstos no deben causar dolor. Lo ideal es una tensión ligera que se disipe.

Los estiramientos reducen el ritmo cardíaco y la tensión

Además de los beneficios físicos, los estiramientos después de los ejercicios de resistencia también tienen beneficios mentales y emocionales para la gente mayor. Los movimientos estáticos lentos combinados con una respiración diafragmática profunda ayudan a reducir la frecuencia cardiaca tras el esfuerzo. Esto devuelve al sistema cardiovascular a un estado de relajación después de haber estado activo durante el entrenamiento.

La respiración profunda mientras se mantienen las distensiones también reduce la presión sanguínea al estabilizarse la saturación de oxígeno. Las técnicas de respiración favorecen la disminución de la excitación, reduciendo las hormonas del estrés como la adrenalina, que se acumulan durante el ejercicio y facilitando la calma general.

La combinación de estiramientos estáticos y respiración estimula el sistema nervioso parasimpático, que controla el descanso y la recuperación del organismo. La activación de la respuesta parasimpática inicia la relajación muscular y aquieta la mente. Los tirones musculares son una valiosa señal de enfriamiento que le indica al cuerpo que el esfuerzo ha terminado y que es hora de recuperarse.

Mantener los estiramientos requiere una concentración interna en la alineación del cuerpo y la postura adecuada, desarrollando una mayor conciencia mente-cuerpo, que se traslada a la vida diaria. Liberar las zonas de tensión acumulada mediante estiramientos específicos crea una liberación inmediata. Esta conciencia corporal ayuda a controlar el estrés.

Las personas mayores pueden encontrar casi como un ejercicio de meditación la relajación progresiva y la respiración concentrada durante los estiramientos después del entrenamiento de resistencia. Realizar estiramientos sencillos con intención mientras se controla el ritmo y la profundidad de la respiración tiene un efecto de concentración.

Los estiramientos pueden saborearse y servir como ritual de concentración después del entrenamiento.

Adaptar el calentamiento a las personas mayores

Cuando se planifica una rutina de calentamiento para los mayores utilizando bandas de resistencia, es importante adaptar las actividades para preparar adecuadamente sus cuerpos para el ejercicio sin exagerar. Esta activación debe tener en cuenta las limitaciones físicas que suelen aparecer con la edad para que la sangre fluya y los músculos se calienten antes de entrenar con seguridad.

Los ejercicios aeróbicos de baja intensidad, como caminar, combinados con estiramientos suaves, funcionan bien para las personas mayores. Aquellas con problemas de movilidad pueden realizar los movimientos de calentamiento sentadas para activar los músculos sin soportar peso. Los adultos que se inician en el entrenamiento se beneficiarán de una fase de preparación más larga con series adicionales de ejercicios de movimiento para los principales grupos musculares.

Este calentamiento proporciona más tiempo para aumentar gradualmente la temperatura corporal antes de comenzar el entrenamiento. Pueden incluirse estiramientos específicos basados en patrones posturales típicos de la edad y dirigidos a zonas en las que las personas mayores suelen tener contracturadas. La clave está en adaptar la activación a las capacidades y necesidades individuales. Se puede precalentar adecuadamente para el ejercicio y reducir el riesgo de lesiones con la preparación adecuada.

Ejercicios de calentamiento

Al planificar el calentamiento, los ejercicios deben despertar los músculos, movilizar las articulaciones, elevar el ritmo cardíaco, mejorar el equilibrio y activar la conexión mente-cuerpo. Algunas actividades de calentamiento son especialmente adecuadas para las personas de edad y optimizan el rendimiento y la seguridad del entrenamiento. Los ejercicios de calentamiento para mayores incluyen:

1. Caminar

Caminar es uno de los ejercicios de calentamiento más sencillos y eficaces para las personas mayores. Las actividades cardiovasculares ligeras como una caminata elevan suavemente la temperatura corporal y hacen que la sangre circule hacia los músculos que trabajan. El aumento del flujo sanguíneo envía oxígeno y nutrientes adicionales a los músculos que los necesitan para producir energía.

Es un ejercicio de bajo impacto y de intensidad regulable. Los adultos pueden controlar su ritmo y nivel de esfuerzo para mantenerse en una zona segura. Las personas con limitaciones pueden optar por la bicicleta estática sentadas como alternativa.

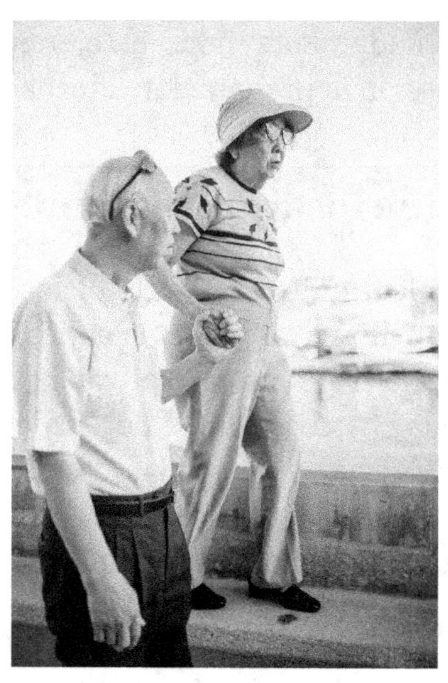

9. Caminar es uno de los ejercicios de calentamiento más sencillos y eficaces para las personas mayores. Fuente: https://www.pexels.com/photo/woman-in-black-sports-bra-and-black-legging-sitting-on-red-yoga-mat-3757955/

2. Estiramientos dinámicos

Los estiramientos dinámicos también son una excelente opción para el calentamiento. Éstos consisten en llevar las articulaciones a través de rangos de movimiento controlados utilizando únicamente la resistencia del peso corporal. Ejemplos como: balanceo de piernas, elevaciones de rodillas, giros de torso y círculos con los brazos estiran activamente los principales grupos musculares. Los movimientos son multiplanares, mejoran la movilidad en todos los planos. Los estiramientos dinámicos inician ligeramente el proceso de activación antes de incluir las bandas de resistencia. Una postura controlada evita el estiramiento excesivo.

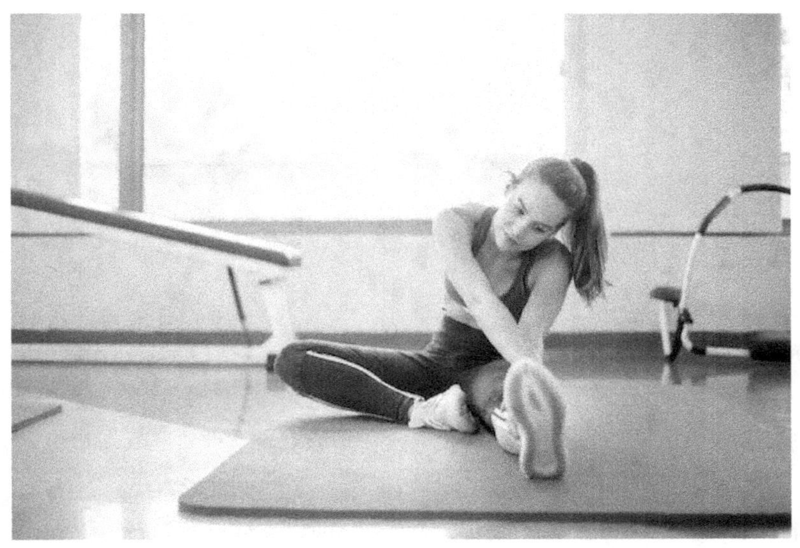

10. Los estiramientos dinámicos también son una excelente opción para el calentamiento de los mayores.
Fuente:https://www.pexels.com/photo/woman-in-black-sports-bra-and-black-legging-sitting-on-red-yoga-mat-3757955/

3. Sentadillas y estocadas de baja intensidad

Las sentadillas, las estocadas, los *press* y otras rutinas comunes con bandas de resistencia pueden incorporarse a menor intensidad en la rutina de calentamiento. Utilizando ligas más ligeras o el peso corporal para realizar entre 10 y 15 repeticiones de los ejercicios principales con la técnica adecuada, se imitan los movimientos principales del entrenamiento. La atención se centra en la calidad de las repeticiones y la conexión mente-músculo, afinando el sistema neuromuscular.

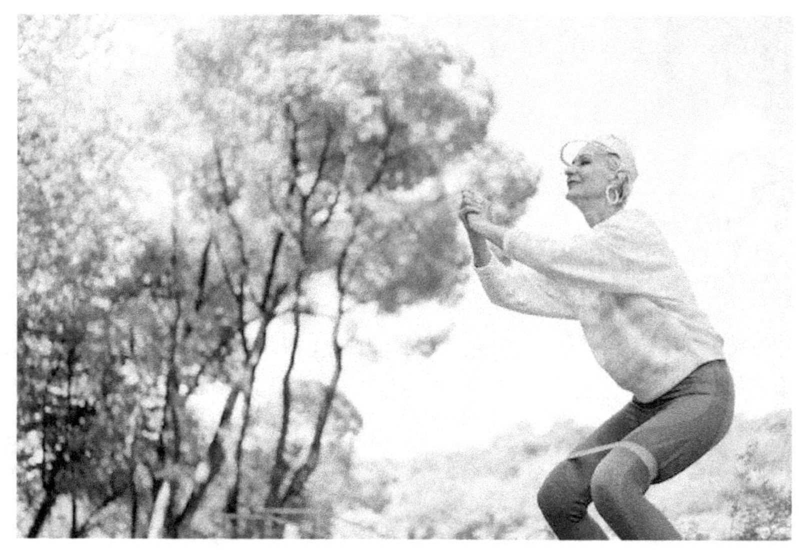

11. *Las sentadillas, las estocadas, los press y otros ejercicios comunes con bandas de resistencia pueden incorporarse a menor intensidad en la rutina de calentamiento.*
Fuente:https://www.pexels.com/photo/a-woman-working-out-using-a-resistance-band-8417517/

4. Ejercicios de equilibrio

Desafiar el equilibrio es otro excelente complemento del calentamiento para las personas mayores. Ejercicios como ponerse de puntillas, desplazamientos de peso hacia delante y hacia atrás, pasos laterales y estabilización con una sola pierna ponen a punto suavemente los sistemas propioceptivos. Este ligero trabajo activa los estabilizadores al tiempo que calienta el tronco y los tobillos. Los movimientos pueden realizarse con ayuda de las manos si es necesario. El equilibrio mejora la postura y la coordinación.

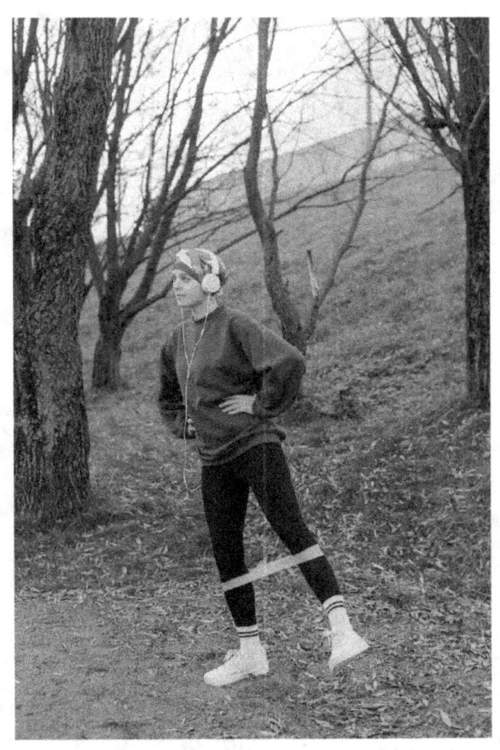

12. *Desafiar el equilibrio es otro excelente complemento de calentamiento para las personas mayores.*
Fuente:https://www.pexels.com/photo/a-woman-in-active-wear-working-out-with-a-resistance-band-6436039/

5. Ejercicios de respiración

Los ejercicios de respiración suelen pasarse por alto, pero sirven para la activación mental de las personas mayores. Dedicar 2 o 3 minutos a una respiración diafragmática profunda y controlada despierta el sistema nervioso parasimpático, reduce las hormonas del estrés y despeja la mente como preparación para el entrenamiento. Las exhalaciones largas y constantes activan la relajación antes del esfuerzo. Esta práctica también puede realizarse sentado.

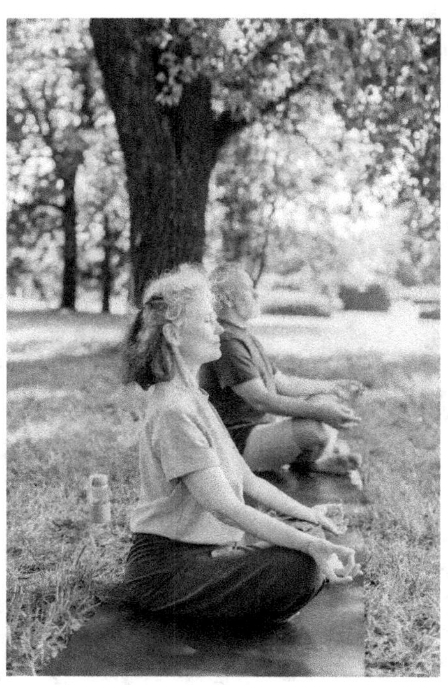

13. Los ejercicios de respiración suelen pasarse por alto, pero sirven de calentamiento mental para las personas mayores. Fuente: https://www.pexels.com/photo/elderly-people-meditating-in-the-park-8940023/

6. Estiramientos estáticos ligeros

Al final del calentamiento puede incluirse un ligero estiramiento estático para tratar las zonas más tensas antes de añadir resistencia. Los isquiotibiales, el pecho, los flexores de la cadera y los hombros a menudo se benefician de breves retenciones estáticas de 15 a 30 segundos. Estos ejercicios amplían la amplitud de movimiento y evitan la distención excesiva cuando se utilizan bandas. Los estiramientos no deben causar dolor.

¿Cuánto tiempo deben hacer ejercicios de calentamiento las personas mayores?

La duración del calentamiento debe ampliarse para las personas mayores que necesitan más tiempo para elevar la temperatura corporal central y lubricar las articulaciones antes de pasar al entrenamiento. El ritmo también puede ralentizarse con series de cardio adicionales si es necesario. Los ajustes garantizan que los adultos estén preparados física y mentalmente.

Una secuencia adecuada de estos ejercicios de calentamiento optimiza los resultados. Antes de las activaciones musculares deben realizarse ejercicios cardiovasculares ligeros y ejercicios de movilidad para flexibilizar los tejidos. La intensidad aumenta progresivamente mediante rutinas dinámicas y estáticas antes de pasar a la resistencia. El trabajo de respiración cierra el trabajo. Este flujo aprovecha al máximo el rendimiento.

Rutinas de estiramiento

Los estiramientos adecuados después del entrenamiento de resistencia son cruciales para que la gente de edad mantengan la salud articular y la flexibilidad. Las rutinas de distensión específicas que llevan a los músculos a través de una gama completa de movimientos proporcionan beneficios para todo el cuerpo. He aquí 12 ejempolos eficaces que pueden añadirse al enfriamiento:

Inclinación de la cabeza

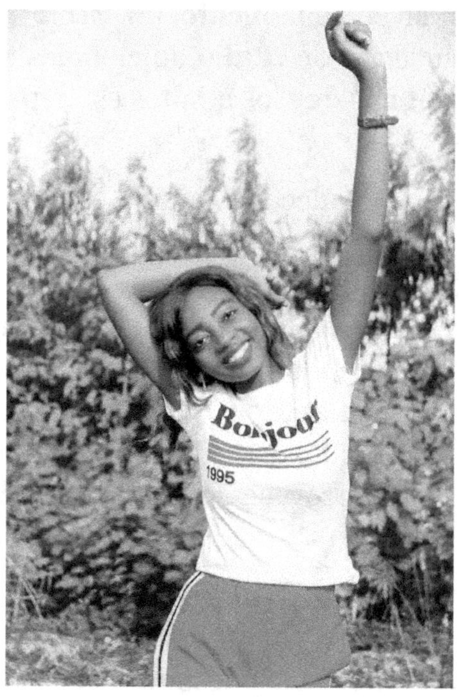

14. Este estiramiento actúa sobre la tensión de los músculos del cuello. Fuente:https://www.pexels.com/photo/cheerful-ethnic-woman-in-stylish-apparel-near-shrubs-5041825/

Este estiramiento actúa sobre la tensión de los músculos del cuello. Te explicamos cómo hacerlo:

1. Empieza por mantenerte erguido con una postura recta adecuada.

2. Inclina suavemente la cabeza hacia un hombro hasta que sientas un ligero tirón en el lateral del cuello.

3. No exageres con la inclinación: lo ideal es una ligera sensación de estiramiento.

4. Mantén esta posición durante al menos 30 segundos, respirando profundamente.

5. Repite la operación en el lado opuesto.

6. Reitera el movimiento tantas veces como puedas.

Caja de hombros

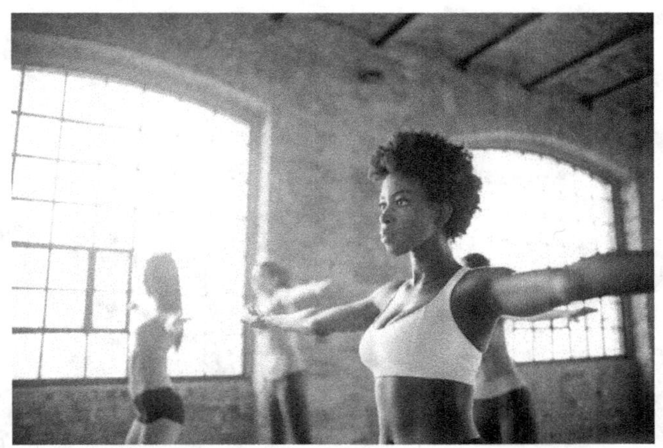

15. Este estiramiento moviliza los hombros y abre el pecho. Fuente:https://www.pexels.com/photo/confident-fit-ethnic-woman-training-with-other-sportswomen-in-modern-fitness-studio-3775603/

Este movimiento activa los hombros y abre el pecho. Puedes hacerlo de la siguiente manera:

1. Comienza extendiendo los brazos rectos hacia los lados a la altura de los hombros, con las palmas hacia abajo, creando una forma de caja con los brazos.

2. Dibuja grandes círculos hacia atrás con ambos brazos simultáneamente.

3. Realiza este movimiento circular durante al menos 20 segundos.

4. Invierte la dirección.

5. Repite tantas veces como sea posible.

Mover los hombros a través de estos grandes rangos rotacionales de movimiento lubrica las articulaciones.

Pedal del acelerador

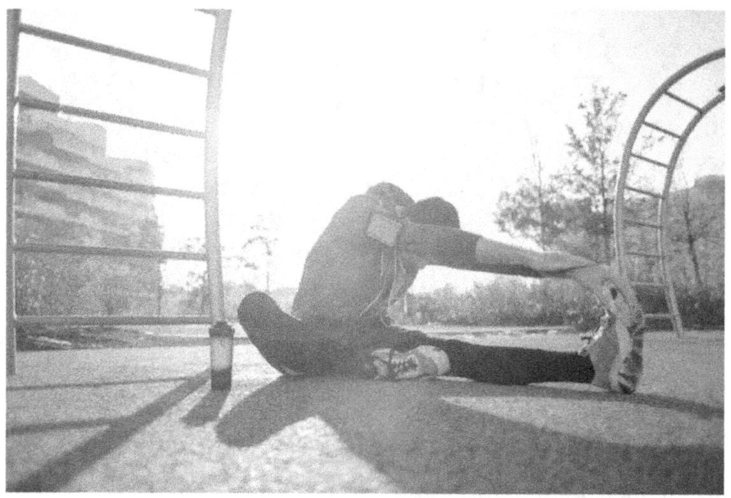

16. *El estiramiento del acelerador se centra en la tensión de la parte anterior de la cadera y el muslo.*
Fuente:https://www.pexels.com/photo/flexible-sportsman-stretching-on-sports-ground-3771071/

El ejercicio del pedal del acelerador se centra en la tensión de la parte delantera de la cadera y el muslo. Puedes realizar fácilmente este estiramiento de la siguiente manera:

1. Siéntate erguido en una silla.

2. Extiende una pierna hacia delante.

3. Dobla la rodilla contraria y coloca el pie sobre el muslo de la pierna estirada.

4. Extiende el brazo hacia delante y sujeta la pierna doblada cerca de la espinilla.

5. Presiona suavemente la pierna flexionada hacia el suelo hasta que sientas un leve estiramiento en el flexor de la cadera de la que está extendida.

6. Mantén la posición durante unos minutos y luego cambia de pierna.

7. Hazlo tantas veces como puedas.

Flexión lateral

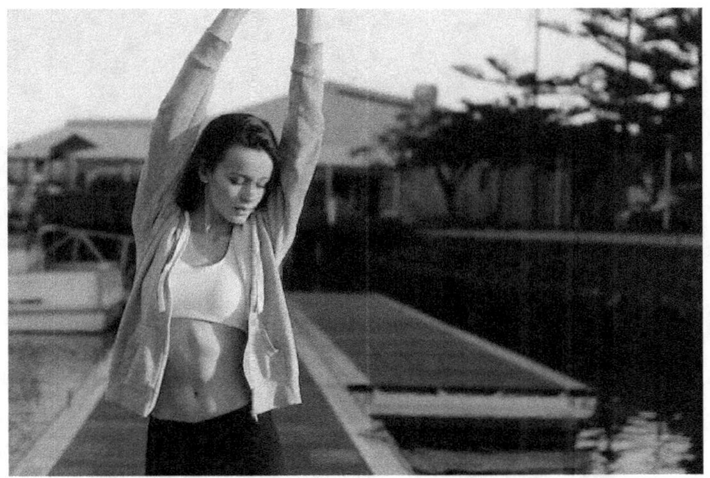

17. Este estiramiento alarga los oblicuos a lo largo de las costillas laterales. Fuente: https://unsplash.com/photos/woman-standing-on-dock-kFCdfLbu6zA

Este estiramiento alarga los oblicuos a lo largo de las costillas laterales. Estos son los pasos a seguir para realizar flexiones laterales en la tercera edad:

1. Colócate de pie con los pies separados a la anchura de las caderas.

2. Entrelaza las manos por encima de la cabeza, extendiendo completamente los brazos.

3. Inclina el torso hacia un lado, acercando las manos hacia los pies, manteniendo los brazos extendidos por encima de la cabeza.

4. Se debe sentir un ligero estiramiento a lo largo del lateral del cuerpo.

5. Sostén la posición durante unos instantes y repite en el lado opuesto.

6. Vuelve a hacerlo varias veces.

Espectador de tenis (rotación de cuello)

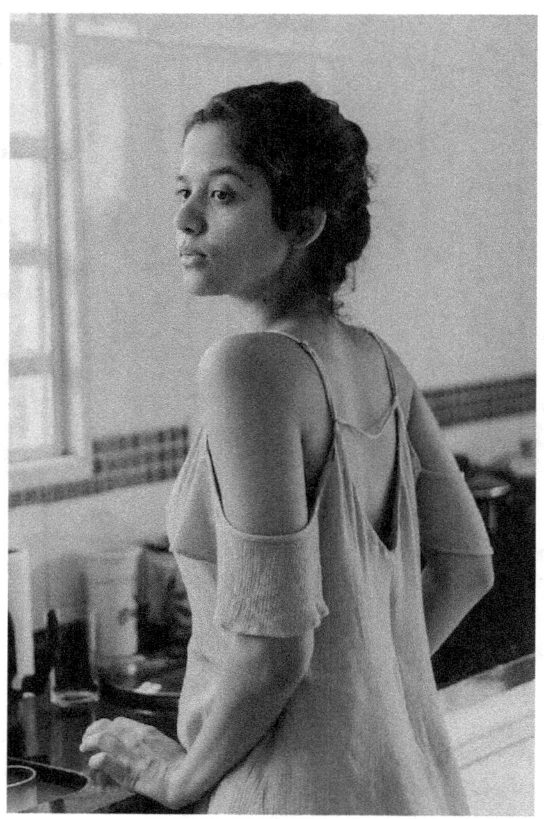

18. El estiramiento de rotación de cuello abre el pecho y la parte delantera de los hombros.
Fuente:https://www.pexels.com/photo/women-s-orange-spaghetti-strap-top-1808766/

El estiramiento de rotación de cuello o espectador de tenis abre el pecho y la parte delantera de los hombros. Sigue estos pasos para hacer el *tennis watcher* para mayores:

1. Párate derecho manteniendo una buena postura.

2. Inhala lentamente por la nariz mientras giras la cabeza hacia la izquierda tanto como te resulte cómodo, sin hacer fuerza.

3. Exhala por la boca y mantén esta posición brevemente, sintiendo el estiramiento en los músculos del cuello.

4. Aspira suavemente por la boca mientras gira lentamente la cabeza hacia la derecha.

5. Espira por la boca y sostén esta posición.

6. Repite el giro de la cabeza de lado a lado cuanto desees.

Tumbado con rodilla al pecho

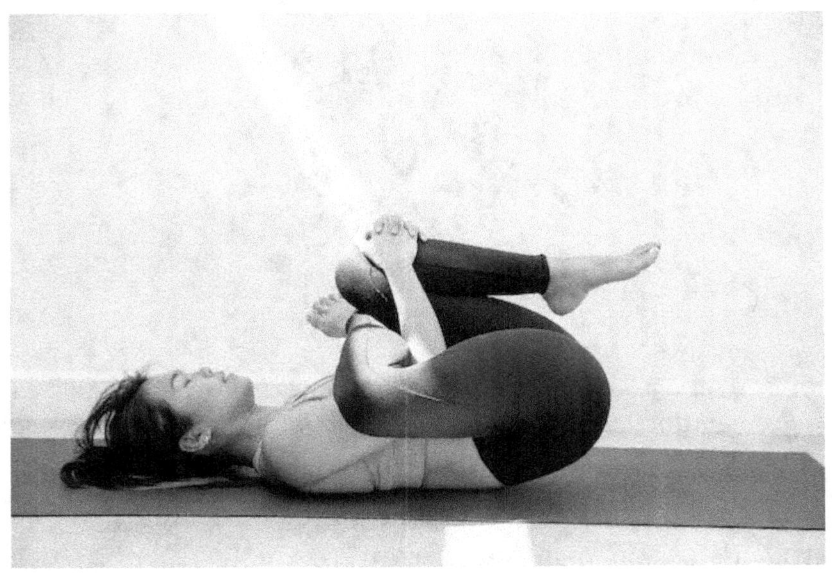

19. *Este estiramiento actúa sobre los flexores de la cadera y alivia la zona lumbar. Fuente:https://www.pexels.com/photo/fit-asian-woman-lying-on-yoga-mat-in-cradle-pose-7592445/*

Este estiramiento actúa sobre los flexores de la cadera y alivia la zona lumbar. También descomprime la columna vertebral.

1. Túmbate boca arriba y abraza una rodilla contra el pecho hasta que sientas un ligero estiramiento en la parte delantera de la cadera y el muslo.

2. Mantén la pierna contraria extendida en el suelo.

3. Repite la operación con la otra extremidad.

4. Hazlo de nuevo cuantas veces quieras.

Rock N' Roll

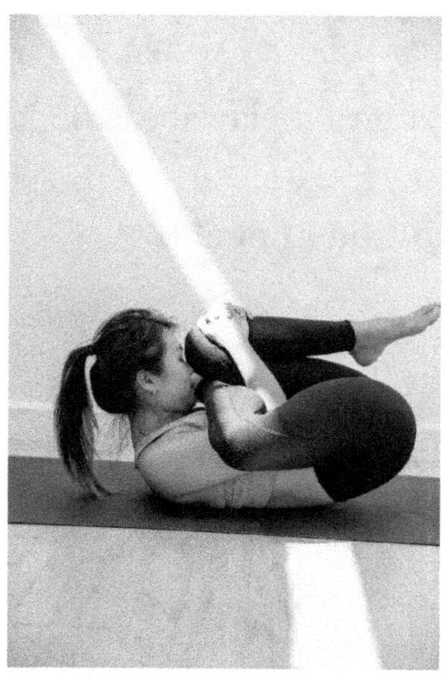

20. Esta secuencia estira el tronco tanto por delante como por detrás. Fuente:https://www.pexels.com/photo/ethnic-woman-doing-yoga-in-wind-removing-pose-7592451/

Esta secuencia estira el tronco tanto por delante como por detrás. Estos son los pasos a seguir:

1. Túmbate boca arriba y sube suavemente las rodillas hacia el pecho.

2. Pasa la mano por debajo de los muslos para agarrarte a las rodillas, entrelazando los dedos.

Esto puede hacer que tus hombros se levanten ligeramente del suelo.

3. Mientras inhalas por la nariz y exhalas por la boca, balancea lentamente el cuerpo de un lado a otro.

4. Gira suavemente a la izquierda, luego a la derecha, repitiendo con un movimiento suave.

5. Disfruta de la sensación de calma y relajación.

6. Continúa con el movimiento mientras te sientas bien.

Twister (rotación de tronco)

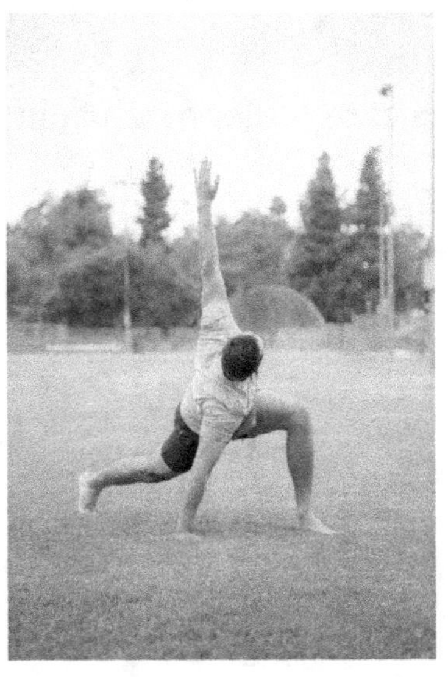

21. Este estiramiento moviliza la columna vertebral, la zona de la cadera y el torso. Fuente:https://unsplash.com/photos/man-in-black-and-white-t-shirt-and-black-shorts-sitting-on-green-grass-field-during-We6cFKHo8sQ

Este estiramiento moviliza la columna vertebral, la zona de la cadera y el torso. A continuación, te explicamos cómo hacer *el twister*:

1. Colócate de pie con una postura erguida.

2. Inspira profundamente mientras llevas ambos brazos a lo largo del pecho.

3. Espira lentamente mientras giras el torso hacia la izquierda con un movimiento suave y controlado.

4. Mantén esta posición el tiempo que te resulte cómodo, sintiendo el estiramiento en los músculos del tronco.

5. Inhala mientras vuelves al centro, luego exhalas, girando hacia la derecha.

6. De nuevo, mantén esta posición tanto tiempo como te resulte cómodo, permitiendo que el torso se estire.

Ten cuidado si sientes dolor de espalda al hacer la torsión.

Molinete

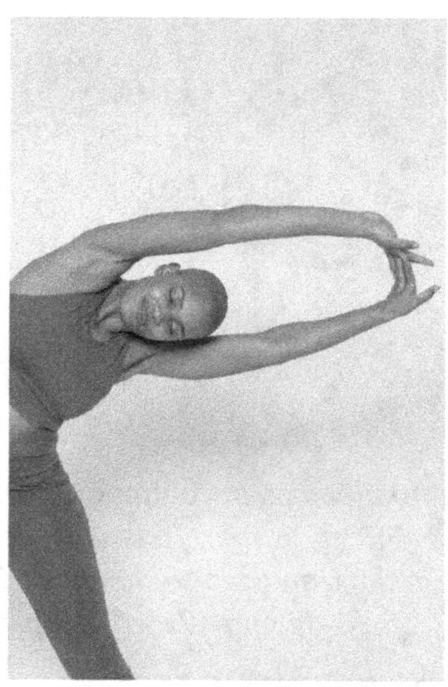

22. Este estiramiento dinámico alarga los oblicuos y los músculos intercostales entre las costillas. Fuente: https://www.pexels.com/photo/woman-closing-eyes-while-straightening-arms-and-bending-aside-7479756/

Este estiramiento dinámico alarga los oblicuos y los músculos intercostales entre las costillas. Fuente:

Este estiramiento dinámico alarga los oblicuos y los músculos intercostales entre las costillas. Sigue estos pasos para hacer el molinete:

1. Ponte de pie con los pies separados a la anchura de las caderas.

2. Entrelaza las manos y extiende los brazos completamente por encima de la cabeza.

3. Inclina todo el cuerpo hacia un lado, manteniendo los brazos extendidos por encima de la cabeza.

4. Sostén la posición durante 20 segundos y, a continuación, cambia de lado.

5. Repite tantas veces como te resulte cómodo.

Estiramiento posterior de la pantorrilla

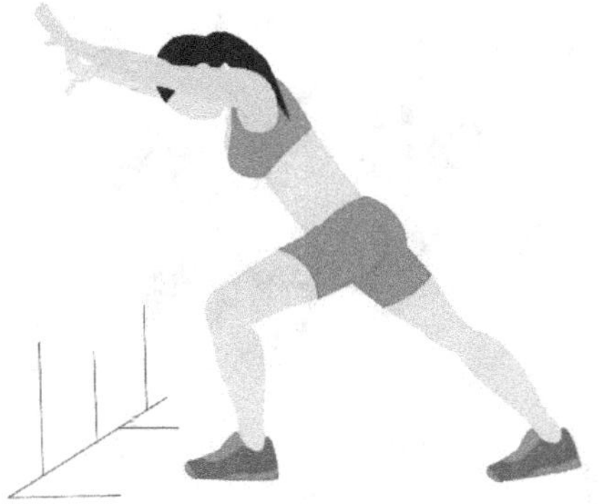

23. *El estiramiento posterior de la pantorrilla ayuda a aliviar la tensión en esta parte del cuerpo.*
Fuente:https://www.spotebi.com/wp-content/uploads/2015/03/calf-stretch-exercise-illustration.jpg

El estiramiento posterior de la pantorrilla ayuda a aliviar la tensión en esta parte del cuerpo. Puedes realizarlo de la siguiente manera:

1. Ubícate de cara a una pared a unos 60 cm de distancia.

2. Adelanta un pie, colocándolo plano contra la pared con la rodilla estirada.

3. La otra pierna debe permanecer en su sitio con la rodilla ligeramente flexionada y el talón en el suelo.

4. Inclínate hacia delante para sentir el estiramiento en la pantorrilla.

5. Mantén la posición durante 25 segundos.

6. Cambia a la otra pierna y repite.

7. Puedes hacer este movimiento cinco veces.

Sentarse y estirarse

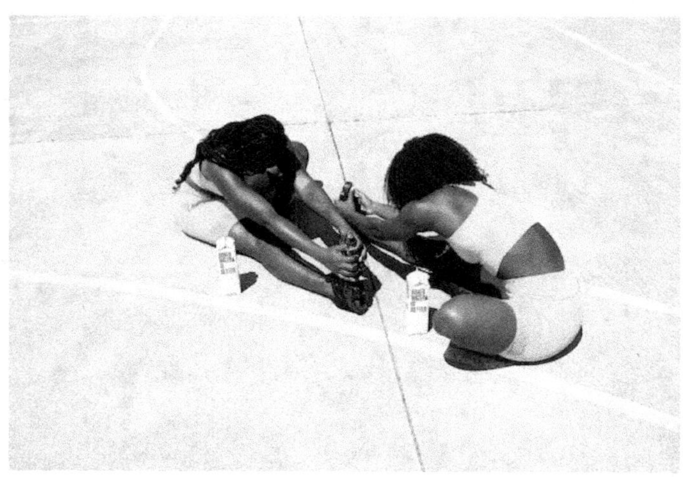

24. Este movimiento clásico estira los isquiotibiales.
Fuente:https://unsplash.com/photos/woman-in-yellow-tank-top-and-yellow-shorts-lying-on-floor-NzZoFQim5cY

Este movimiento clásico estira los isquiotibiales. Este ejercicio de sentarse y estirarse se realiza de la siguiente manera:

1. Siéntate en el suelo con las piernas extendidas rectas delante de ti.

2. Extiende las manos hacia los dedos de los pies, sintiendo un estiramiento en la parte posterior de los muslos.

3. Mantén la postura durante al menos 30 segundos, respirando profundamente.

4. Dobla las rodillas para liberar si es necesario.

5. Repita tantas veces como le resulte cómodo.

Jalar el codo

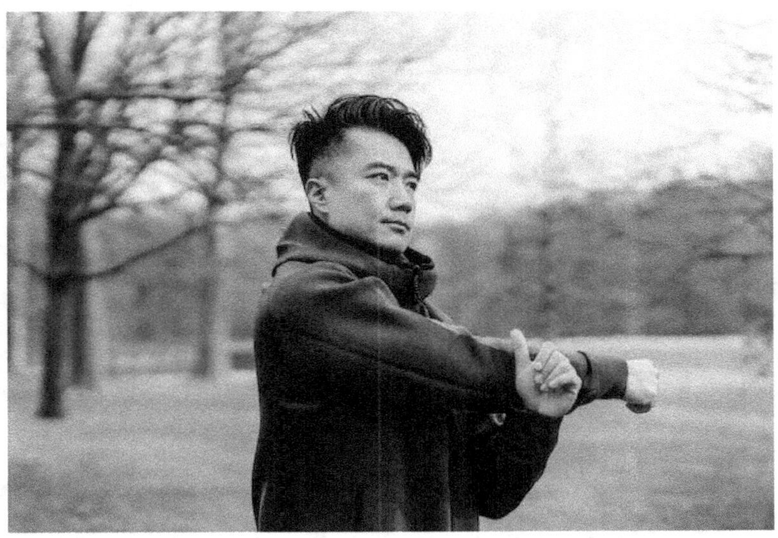

25. El ejercicio de jalar el codo es un movimiento sencillo que alarga el tríceps. Fuente:https://www.pexels.com/photo/serious-young-ethnic-guy-training-in-autumn-park-6551267/

Jalar el codo es un movimiento sencillo que alarga los tríceps. Estos son los pasos a seguir:

1. Lleva un brazo a lo largo del cuerpo y agarra ligeramente el codo contrario cerca del tríceps.

2. Tira suavemente del codo hacia dentro para sentir un ligero estiramiento.

3. Mantén la posición durante unos segundos y luego cambie de brazo.

Realiza estas rutinas de estiramiento de todo el cuerpo dos o tres veces por semana para aumentar la flexibilidad. Muévete despacio y haz una pausa al final de las mismas. Hacer el ejercicio correctamente evita lesiones. Lo ideal es una tensión ligera que se disipe. Con el tiempo, mejorarás la movilidad y la flexibilidad.

Capítulo 4: Rutinas de ejercicios para la parte superior del cuerpo

Ya estiraste los músculos y lograste que la sangre bombee. Ahora debes poner a trabajar la parte superior del cuerpo. Este capítulo te enseña a tonificar y fortalecer desde el cuello hasta el torso.

Comenzaremos con ejercicios clave para fortalecer los brazos utilizando bandas de resistencia. Te sorprenderá cómo el trabajo de bíceps y tríceps mejora las tareas diarias, como llevar las compras o trabajar en el jardín. Este capítulo te guía paso por paso.

También descubrirás cómo trabajar los hombros y la parte superior de la espalda, para mantener una buena postura y evitar encorvarse.

Además, nos concentraremos en ejercitar los músculos pectorales y centrales. Un tronco fuerte crea equilibrio para mantenerte firme sobre los pies. Volverás a sentirte orgulloso al ver la definición de tu pecho.

Al final del capítulo, la parte superior de tu cuerpo se sentirá más tonificada y apta después del entrenamiento. Sigue leyendo para empezar a esculpir tus brazos, hombros, pecho y espalda. La fuerza del torso facilita todo, desde las tareas domésticas hasta jugar con los nietos.

Ejercicios de fortalecimiento de brazos

Entre los ejercicios de fortalecimiento de brazos que puedes añadir a tu rutina con bandas elásticas dirigida a los adultos mayores, se incluyen los siguientes:

Curl de bíceps

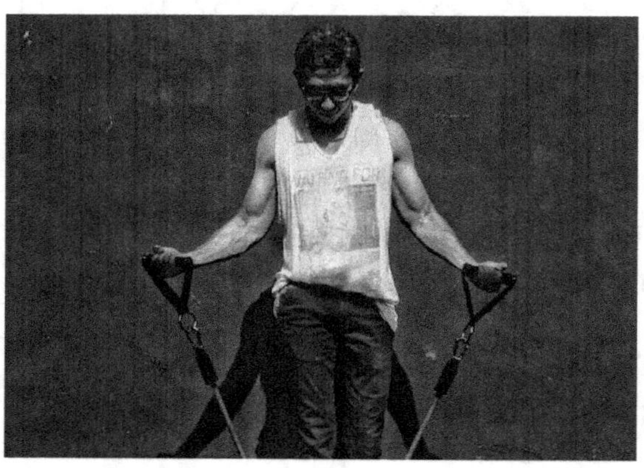

26. El curl de bíceps es un ejercicio eficaz con bandas de resistencia para fortalecer el lado delantero de la parte superior de los brazos. Fuente: https://www.pexels.com/photo/a-man-using-a-resistance-band-6667512/

El *curl* de bíceps es un ejercicio eficaz con bandas de resistencia para fortalecer la parte delantera de los brazos. A continuación se explica cómo realizarlos:

1. Comienza parándote sobre el centro de la banda con los pies separados a la anchura de las caderas y coge un extremo con cada mano.

2. Mantén los brazos a los lados con las palmas hacia delante.

3. Respira profundamente manteniendo la espalda recta. Aprieta los bíceps mientras doblas el codo hacia ti.

4. Concéntrate en mantener los codos pegados al cuerpo durante todo el movimiento para aislar correctamente los bíceps.

5. Continúa curvando hacia arriba hasta que tus manos casi lleguen a tus hombros si te sientes cómodo, apretando los bíceps en la parte superior.

6. Exhala y baja los brazos lenta y controladamente.

7. Realiza de 10 a 15 repeticiones controladas, manteniendo una buena postura para lograr una tensión constante en los bíceps.

8. Haz 2 a 3 series descansando entre ellas.

Extensiones de tríceps

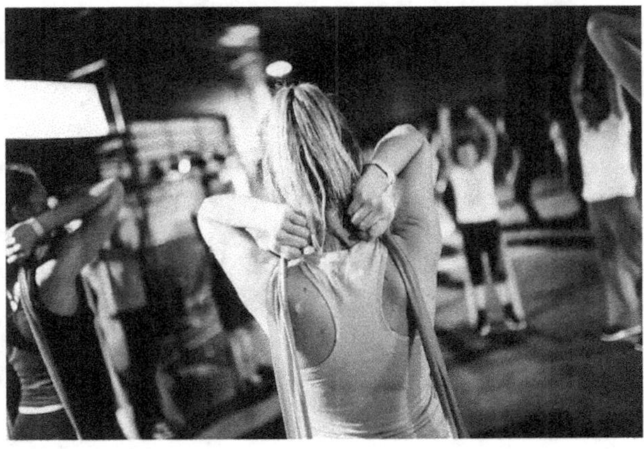

27. *Párate al medio de la banda de resistencia con los pies separados a la anchura de las caderas y coloca un pie en el centro del elástico. Fuente: https://unsplash.com/photos/woman-holding-green-rope-at-her-back-oZ-r591z3DI*

Párate al medio de la banda de resistencia con los pies separados a la anchura de las caderas y coloca un pie en el centro del elástico.

1. Lleva las manos detrás de la cabeza, con los codos apuntando hacia el techo.

2. Mantén la parte superior de los brazos quieta y fija junto a la cabeza.

3. Estira lentamente un brazo hacia atrás y hacia abajo en forma de arco.

4. Mueve solo el antebrazo, manteniendo inmóvil la parte superior de la extremidad.

5. Estirala completamente, haz una pausa y vuelve a la posición inicial.

6. Repite este movimiento de arco entre 10 y 12 veces.

7. Cambia y realiza de 10 a 12 repeticiones con el otro brazo.

8. Mantén los codos apuntando hacia arriba y fijos junto a la cabeza.

9. Utiliza un movimiento controlado centrándote en los tríceps.

10. Evita balancearte o utilizar el impulso.

11. Exhala al estirar el brazo hacia atrás, inhala al volver.

12. Completa 2 a 3 series con 30 a 60 segundos de descanso entre ellas.

Elevaciones de hombros

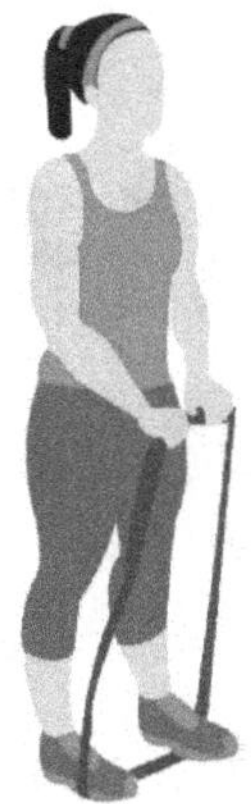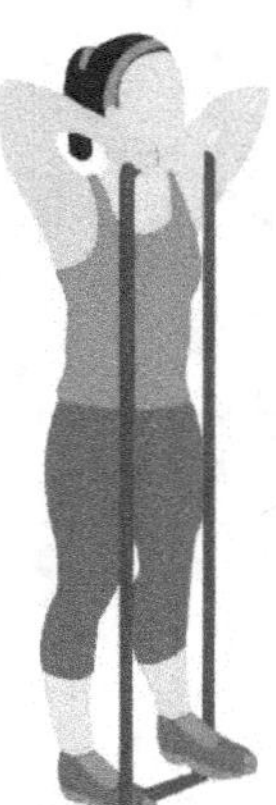

28. Elevaciones de hombros. Fuente:
https://theslouchpotato.com/cdn/shop/articles/Upright_Row.jpg?
v=1630251424

1. Colócate en el centro de la banda, con los pies separados a la anchura de las caderas.

2. Sujeta el elástico con un agarre, y separa las manos unos centímetros.

3. Deja que tus brazos se extiendan hacia abajo por delante de tus muslos.

4. Activa los músculos de la parte superior de la espalda.

5. Exhala y lleva las manos hacia la barbilla.

6. Mantén los brazos extendidos durante todo el movimiento.

7. Eleva el hombro.

8. Inhala y baja lentamente la banda.

9. Controla el movimiento hacia arriba y hacia abajo.

10. Repite 12 a 15 veces conservando la buena postura.

11. Mantén la parte superior del cuerpo inmóvil y evita balancearte.

12. Utiliza los músculos de la espalda para levantar la banda.

Elevaciones frontales

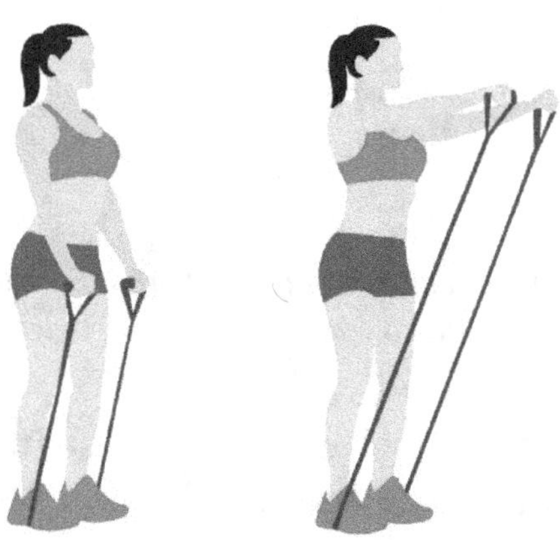

29. 29. Elevaciones frontales. Fuente: https://workoutlabs.com/wp-content/uploads/watermarked/Resistance_Band_Front_Raises.png

1. Colócate en el centro de la banda, con los pies separados a la anchura de las caderas.

2. Los brazos están abajo a los lados, las palmas hacia atrás.

3. Flexiona ligeramente los codos.

4. Activa los músculos del núcleo.

5. Levanta ambos brazos por delante hasta la altura de los hombros.

6. Levante los brazos con un movimiento controlado.

7. Mantén una ligera flexión del codo durante todo el movimiento.

8. Eleva los brazos a la altura de los ojos si te sientes cómodo.

9. Haga una breve pausa cuando estés arriba.

10. Baja lentamente los brazos hasta la posición inicial.

11. Repite una subida y bajada controladas al menos 10 veces.

12. Conserva una buena postura durante todo el ejercicio.

Remos inclinados

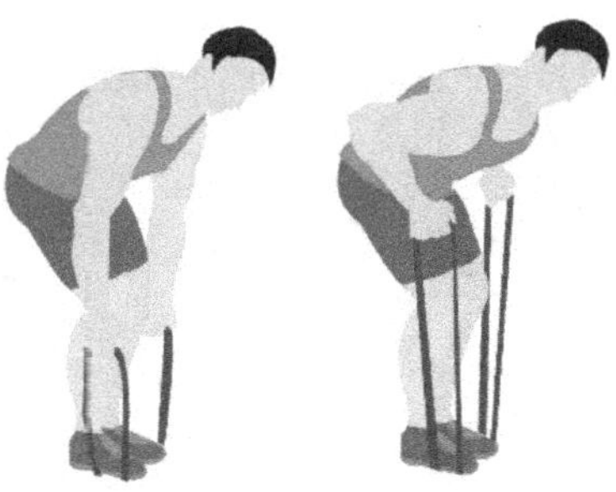

30. Remos inclinados. Fuente: https://theslouchpotato.com/cdn/shop/articles/Bent_Over_Row.jpg?v=1630240545https://theslouchpotato.com/cdn/shop/articles/Bent_Over_Row.jpg?v=1630240545

1. Párate en el centro de la banda, con los pies separados a la anchura de las caderas.

2. Doblate hacia delante por las caderas haciendo una flexión de 45 grados.

3. Mantén la espalda recta, no redondeada.

4. Activa los músculos del núcleo.

5. Extiende los brazos apuntando al suelo.

6. Inicia el remo apretando los omóplatos.

7. Tira de los codos hacia arriba y hacia atrás, llevando las bandas hacia el pecho.

8. Mantén los codos pegados a los costados.

9. Eleva los hombros.

10. Detente un momento y lleva las bandas a la posición inicial lentamente.

11. Controla el movimiento hacia arriba y hacia abajo.

12. Repite varias veces.

13. Completa 2 series con un descanso entre ellas.

Press de hombros

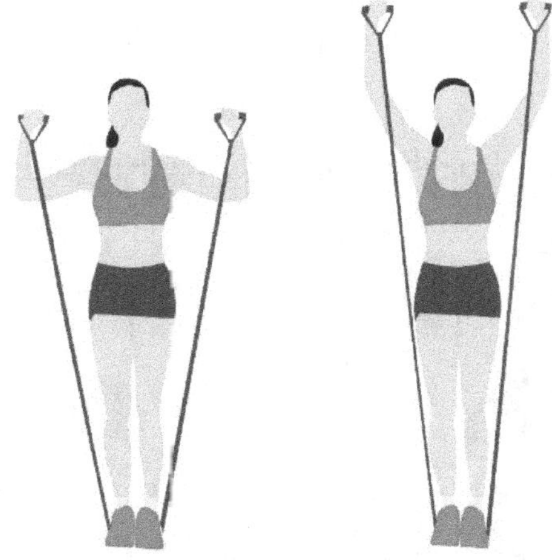

31. Press de hombros.
Fuente:https://static.vecteezy.com/system/resources/previews/02
4/235/999/original/woman-doing-resistance-band-standing-
shoulder-press-overhead-press-exercise-vector.jpg

1. Siéntate o ponte de pie sujetando la banda a la altura de los hombros.

2. Mantén los codos doblados en ángulos de 90 grados.

3. Las palmas de las manos miran hacia delante, con la banda cerca de las orejas.

4. Contrae los músculos del centro.

5. Exhala y tensiona los brazos hacia arriba, estirando los codos.

6. Extiende completamente los brazos por encima de la cabeza con las palmas hacia delante.

7. Haz una breve pausa cuando estés arriba.

8. Inspira y baje lentamente los brazos hasta la altura de los hombros.

9. Mantén una ligera flexión en los codos al llegar a arriba.

10. Repite el *press* y baja de 10 a 12 veces controladas.

Remos inversos

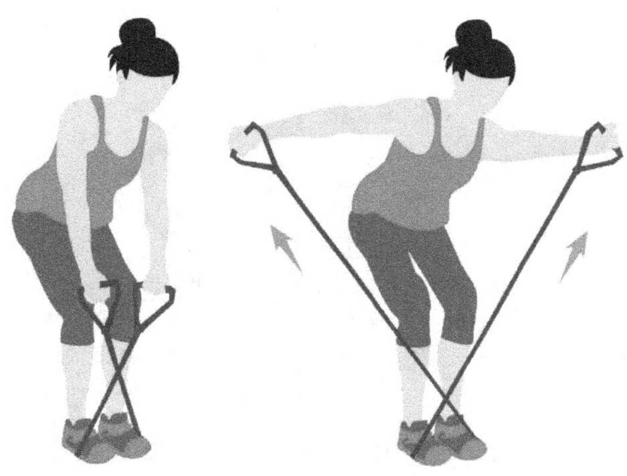

32. Remos inversos. Fuente: https://sportydoctor.com/wp-content/uploads/Bent-Over-Reverse-Fly-1-1024x536.jpg

1. Colócate al medio de la banda con los brazos extendidos hacia delante.

2. Las palmas de las manos enfrentadas y las rodillas flexionadas.

3. Mantén una ligera flexión en los codos.

4. Inicia apretando los omóplatos entre sí.

5. Tira de las bandas hacia arriba y hacia los lados en un movimiento de arco.

6. Guía el movimiento con los codos, manteniéndolos flexionados.

7. Lleva el hombro hacia arriba.

8. Haz una pausa y vuelve a la posición inicial.

9. Controla el movimiento hacia arriba y hacia abajo.

10. Repetir unas 10 veces de forma controlada.

11. Concéntrate en los músculos de la espalda.

12. Comienza suave, luego aumenta la resistencia de la banda gradualmente.

13. Céntrate en la parte superior de la espalda y los hombros.

Es importante darles a tus músculos un día de descanso entre los entrenamientos de brazos con bandas de resistencia para permitir su recuperación y reparación. Los adultos mayores deben comenzar con 1 o 2 series de 10 a15 repeticiones para cada ejercicio, 2 a 3 veces por semana. Aumenta la intensidad gradualmente durante varias semanas utilizando elásticos más pesados, añadiendo una segunda serie y realizando más repeticiones en cada una. Una nutrición adecuada con una ingesta apropiada de proteínas también ayuda a las personas mayores a ganar músculo.

Ejercicios de hombros y espalda

Las elevaciones frontales, laterales y las elevaciones de hombros de las que hemos hablado antes también pueden ejercitar los hombros y la espalda. Puedes fortalecer estas partes del cuerpo con estos entrenamientos adicionales con bandas elásticas para personas mayores:

Press de hombros

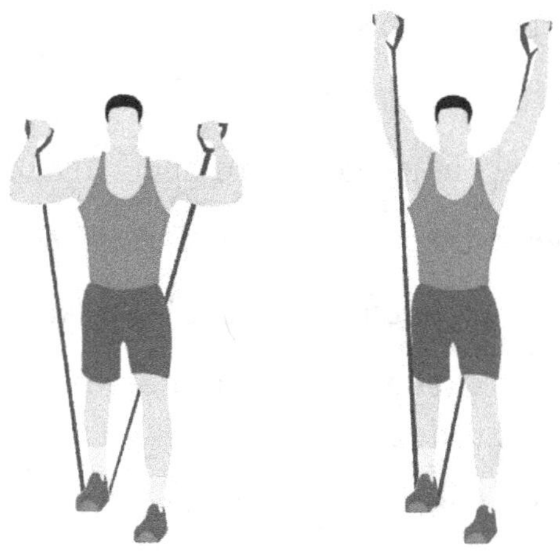

*33. Press de hombros. Fuente:
https://cdn.shopify.com/s/files/1/1497/9682/files/MicrosoftTeams
-image_9eb6a098-dc96-43fb-a6d4-
47b59d9e5731.jpg?v=1689587431&width=750*

1. Ponte de pie con los pies separados a la anchura de las caderas sobre el centro de la banda.

2. Levanta ambos brazos a la altura de los hombros formando ángulos de 90 grados.

3. Las palmas de las manos hacia abajo y los codos flexionados.

4. Contrae el abdomen y mantén la postura erguida.

5. Inspira mientras tensas lentamente los brazos por encima de la cabeza.

6. Extiende completamente las extremidades por encima de la cabeza con las palmas hacia delante.

7. Haz una breve pausa cuando llegues arriba.

8. Espira mientras bajas lentamente los brazos a la posición inicial.

9. Mantén una flexión de 90 grados en los codos durante todo el movimiento.

10. Evita bloquear los codos hacia fuera cuando tengas los brazos elevados.

11. Controla el movimiento hacia arriba y hacia abajo.

12. Repite el ejercicio.

13. Haz 2 series completas descansando entre ellas.

Remo trasero

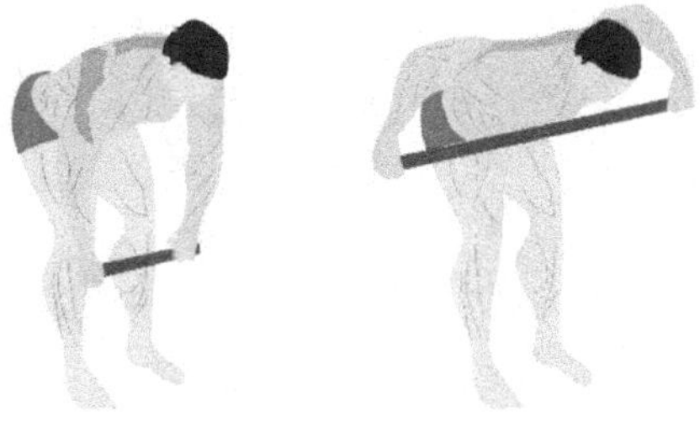

34. Remo trasero. Fuen5e: https://gymvisual.com/17929/resistance-band-bent-over-rear-delt-fly-male.jpg

1. De pie en el centro de la banda, inclínate desde las caderas, haciendo una flexión de 45 grados.

2. Mantén la espalda recta y el núcleo comprometido.

3. Extiende los brazos hacia abajo por delante de los muslos.

4. Inicia el movimiento apretando los omóplatos.

5. Tira de los codos hacia atrás y hacia los lados en un movimiento de arco.

6. Guía el movimiento con los codos manteniéndolos ligeramente flexionados.

7. Aprieta los hombros en la espalda.

8. Vuelve al inicio con un movimiento controlado.

9. Completa 10 a 12 repeticiones controladas

Pull Aparts con banda

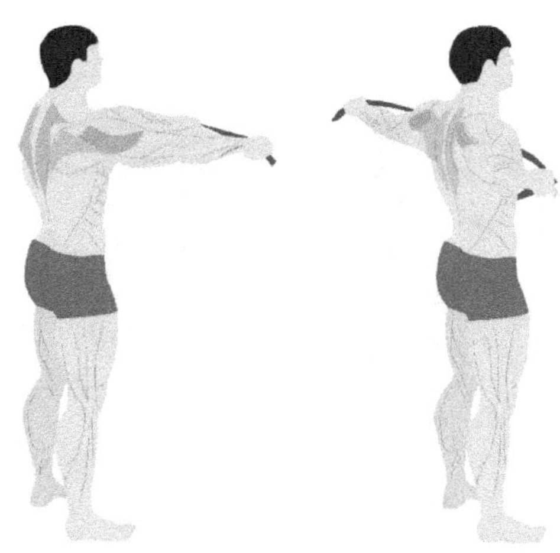

35. Pull aparts con banda. Fuente: https://www.inspireusafoundation.org/wp-content/uploads/2022/08/band-pull-apart-alternatives.jpg

Sujeta la banda de resistencia tensa a la altura del pecho con los brazos estirados.

1. Inicia el movimiento apretando los omóplatos entre sí.

2. Tira de las bandas hacia fuera, manteniendo los brazos extendidos.

3. Guía el movimiento con los codos tirando hacia atrás.

4. Haz una pausa y vuelve a la posición inicial con un movimiento controlado.

5. Realiza unas 15 repeticiones, moviéndote controladamente.

6. Mantén la postura y trabaja el abdomen durante todo el ejercicio.

Remo sentado

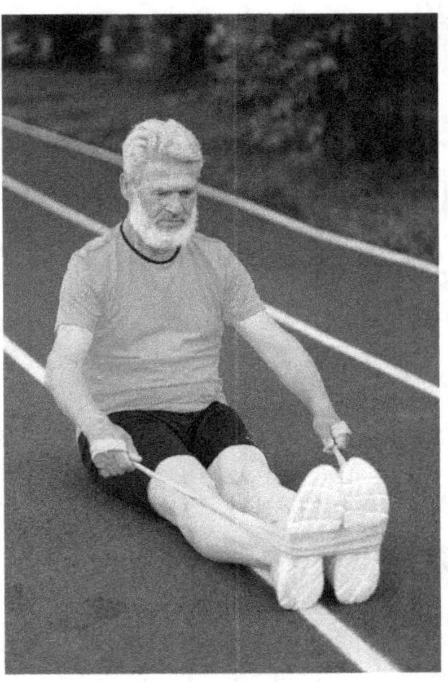

36. Siéntate erguido en el suelo o en una silla, sujetando bien la banda. Fuente:https://www.pexels.com/photo/fit-elderly-man-stretching-with-resistance-band-5067737/

1. Siéntate erguido en el suelo o en una silla, sujetando bien la banda.

2. Extiende los brazos hacia delante con las palmas hacia abajo.

3. Inicie el movimiento apretando los omóplatos entre sí.

4. Tira lentamente de los codos hacia los lados.

5. Haz una pausa y vuelve al inicio con control.

6. Realiza 10 a 12 repeticiones.

7. Mantén la espalda recta durante todo el ejercicio.

8. Completa 2 series con descanso entre ellas.

Remo inclinado

1. De pie en el centro de la banda, inclínate desde las caderas hasta 45 grados.

2. Deja que los brazos cuelguen en dirección al suelo.

3. Inicia el movimiento apretando los omóplatos.

4. Tira lentamente de los codos hacia atrás y hacia arriba, en dirección al pecho.

5. Aprieta los omóplatos en la parte superior.

6. Baja la banda controladamente.

7. Realiza 10 a 15 repeticiones de calidad con un rango completo de movimiento.

8. Mantén una postura de espalda recta durante todo el ejercicio.

Buenos días

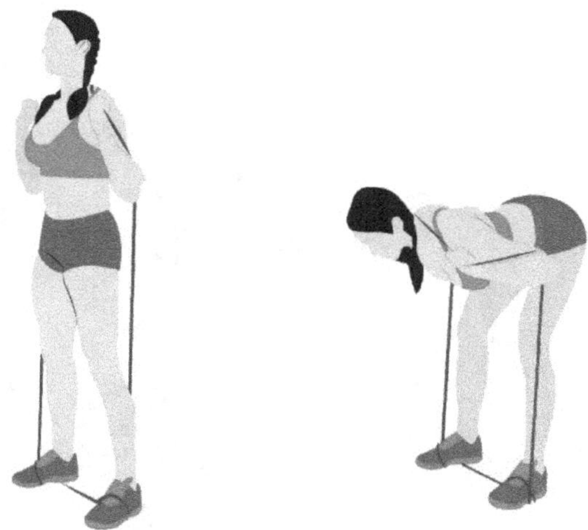

37. Buenos días. Fuente:https://cdn.oxygenmag.com/wp-content/uploads/2020/11/good-morning.jpg

1. Colócate de pie con los pies separados a la anchura de las caderas sobre la banda.

2. Inicie el movimiento flexionando las caderas.

3. Llévalas hacia atrás mientras te doblas hacia delante por la cintura.

4. Mantén la espalda recta y el abdomen contraído.

5. Baja hasta que la banda esté tensa.

6. Aprieta los glúteos y tira de la banda hacia arriba mientras vuelves a ponerte erecto.

7. Haz 10 repeticiones controladas.

Pull Downs de banda

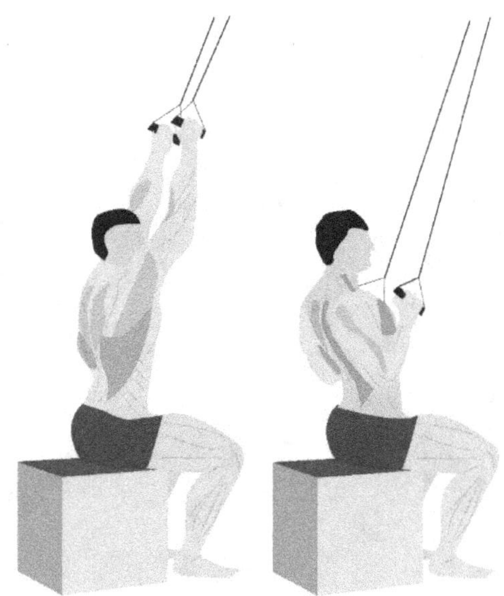

38. pull downs. Fuente: https://pump-app.s3.eu-west-2.amazonaws.com/exercise-assets/09741101-Band-close-grip-pulldown_Back_small.jpg

1. Asegura la banda por encima de tu cabeza anclada en alto.

2. Sujeta el elástico con los brazos extendidos por encima de la cabeza.

3. Inicia el tirón apretando los omóplatos entre sí.

4. Tira lentamente de las manos hacia el pecho.

5. Mantén los codos abiertos durante todo el movimiento.

6. Vuelve hacia arriba controladamente.

7. Completa entre 12 a 15 repeticiones.

8. Mantén una postura erguida y trabaja el tronco.

Fuerza de pecho y núcleo

Press de banda

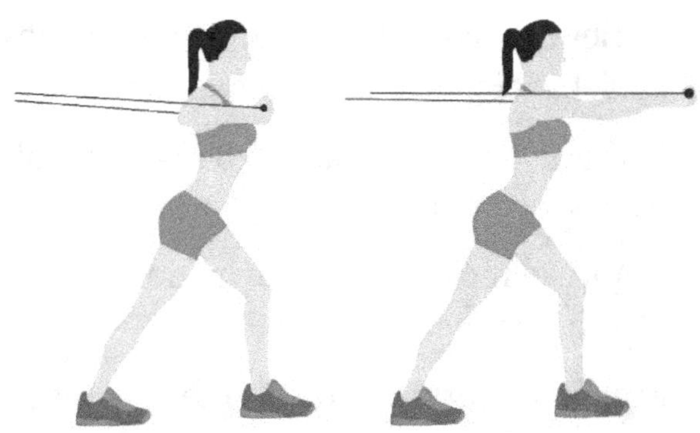

36. Los ejercicios de press de banda trabajan los músculos pectorales del pecho. Fuente: https://workoutlabs.com/exercise-guide/resistance-band-chest-press/

Los ejercicios de *press* de banda trabajan los músculos pectorales. También los hombros y tríceps. He aquí cómo hacerlos:

1. Siéntate erguido o ponte de pie con los pies separados a la altura de los hombros sobre el centro de la banda.

2. Agarra los extremos del elástico con cada mano y levanta los brazos a la altura de los hombros.

3. Dobla los codos en ángulos de 90 grados de modo que las manos queden cerca de los hombros, con las palmas hacia delante.

4. Contrae los músculos del pecho y el abdomen.

5. Inspira lentamente mientras estiras los brazos hacia delante, juntando las manos.

6. Extiende completamente los codos mientras aprietas el pecho en el rango final.

7. Haz una breve pausa, luego inhala y dobla los codos para volver a la posición inicial.

8. Repite el movimiento de presionar y soltar por 10 a 15 repeticiones controladas.

9. Mueve los brazos con fluidez sin hacer pausas ni bloquear los codos.

Fly con banda

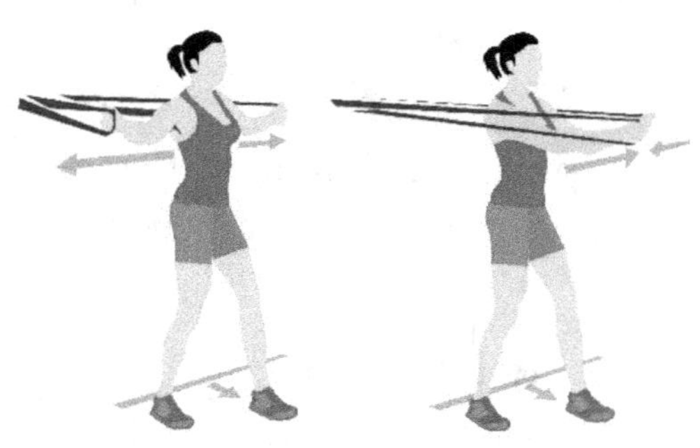

39. Trabaja los músculos pectorales del pecho. Fuente: https://experiencelife.lifetime.life/wp-content/uploads/2021/02/Superband-Chest-Fly.jpg

El *fly* con banda de resistencia trabaja los músculos pectorales. Sigue estos pasos para realizarlo correctamente:

1. Colócate erguido en el centro de la banda elástica con los pies separados a la anchura de las caderas para mayor estabilidad.

2. Sujeta los extremos de la cinta en cada mano con las palmas hacia dentro y los codos doblados.

3. Levanta los brazos a la altura de los hombros hacia los lados en posición de "T".

4. Engancha los músculos del pecho y lleva el hombro hacia arriba para iniciar el movimiento.

5. Manteniendo los codos fijos, eleva lentamente los brazos hacia arriba en un movimiento de arco, juntando las manos sobre el pecho.

6. Contrae los músculos del torso en la parte superior del movimiento.

7. Haz una breve pausa y, a continuación, vuelve lentamente los brazos hacia fuera y hacia abajo hasta la posición inicial controladamente.

8. Repite 10 a 12 veces, manteniendo una tensión constante en el pecho.

9. Evita arquear la parte inferior de la espalda y mantén las caderas estables en inmóviles.

Torsión sentado con banda

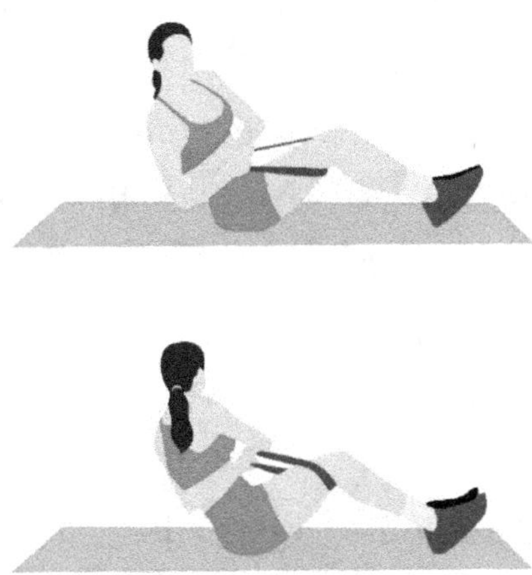

40. Se concentra en los oblicuos y los músculos abdominales centrales. Fuente: https://www.eatthis.com/wp-content/uploads/sites/4/2023/01/resistance-band-russian-twist.jpg?quality=82&strip=all&w=640

Se concentra en los oblicuos y los músculos abdominales centrales. Estos son los pasos a seguir:

1. Siéntate erguido en el suelo con las piernas flexionadas, los pies planos y las rodillas juntas.

2. Sujeta los extremos de la banda de resistencia con cada mano a la altura de los hombros.

3. Contrae los músculos abdominales pegando el ombligo a la columna.

4. Inhala para prepararte y luego exhala mientras giras lentamente el torso hacia un lado, manteniendo las caderas y piernas firmes.

5. Haz una pausa cuando sientas un suave estiramiento en los músculos del núcleo del lado rotado para evitar girar demasiado.

6. Inhala mientras vuelves por el centro a la posición inicial con control.

7. Repite el movimiento de torsión hacia el otro lado, manteniendo los movimientos lentos y controlados.

8. Continúa alternando los lados por 10 repeticiones en cada lado.

9. Mantén una postura erguida durante todo el ejercicio, estabilizando la parte inferior del cuerpo.

Plancha con banda

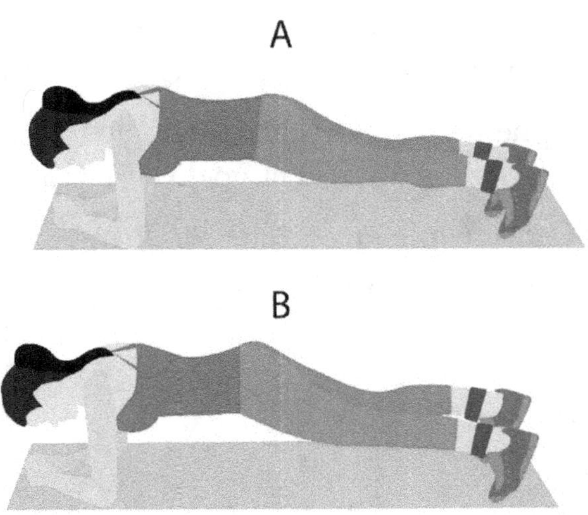

41. *Este ejercicio trabaja todo tu centro, incluyendo abdominales, oblicuos, lumbares y estabilizadores de cadera.*
Fuente:https://www.fitnesseducation.edu.au/wp-content/uploads/2020/10/Band-plank-taps.jpg

1. Coloca los antebrazos apoyados en el suelo, los codos debajo de los hombros y el cuerpo en línea recta.

2. Pisa con ambos pies el centro de la banda de resistencia, extendiendo las piernas hacia atrás.

3. El elástico creará tensión, tirando de tus piernas hacia atrás.

4. Contrae el abdomen

5. Mantén la posición de tabla, con la espalda plana, los abdominales contraídos y el cuerpo alineado.

6. Mantén la posición por 30 a 60 segundos, sin dejar de respirar normalmente.

7. Abandona con cuidado la banda y baja sobre los antebrazos para soltarte.

8. Descansa y repite durante 2 a 3 series si puedes, aumentando gradualmente la resistencia.

9. Comienza con ejercicios cortos de 10 a 20 segundos e increméntalos a lo largo de las sesiones.

Con este entrenamiento se trabaja todo el tronco, incluidos los abdominales, oblicuos, la zona lumbar y los estabilizadores de la cadera.

Capítulo 5: Rutinas de ejercicios para la parte inferior del cuerpo

Este capítulo se centra en las piernas, los glúteos y las caderas, los músculos que te mantienen erguido y en movimiento. Empezarás con rutinas de fortalecimiento de las piernas para esculpir los cuádriceps, isquiotibiales y gemelos. Con estos ejercicios, recuperarás la fuerza necesaria para realizar actividades como: subir escaleras con facilidad o caminar cómodamente. Las bandas de resistencia añaden el reto adecuado para obtener excelentes resultados.

El equilibrio es crucial a medida que envejeces, por lo que aprenderás rutinas especiales para mejorar la estabilidad. Utilizando los elásticos, progresarás desde estar parado sobre un solo pie hasta posturas dinámicas. Antes de que te des cuenta, volverás a sentirte estable y seguro.

Además, nos centraremos en los glúteos y las caderas. Si esta parte de tu anatomía está débil se puede alterar la alineación de toda la parte inferior de tu cuerpo y provocar dolor. Descubrirás cómo activar estos músculos con ejercicios de puente, *clamshells* y otros movimientos clave.

Al final del capítulo, todo el tren inferior se sentirá más resistente, desde las caderas hasta los tobillos. Sigue leyendo y esculpe los músculos de tus piernas, glúteos y caderas. La fuerza en el bajo cuerpo facilita las actividades cotidianas.

Ejercicios para fortalecer las piernas

Mantener unas extremidades fuertes y funcionales es muy importante para conservar la movilidad y la independencia a medida que envejecemos. Las piernas te permiten realizar innumerables actividades día a día, desde pasear al perro hasta subir escaleras o levantarse de una silla. Sin embargo, la masa muscular y la fuerza disminuyen con los años si no se ejercitan adecuadamente. Por ello, las bandas de resistencia son muy útiles para las personas mayores que buscan una forma eficaz de fortalecer el tren inferior sin pesas ni máquinas.

Los elásticos permiten cargar y fortalecer los músculos de las piernas de forma controlada sin ejercer resistencias de alto impacto sobre las articulaciones envejecidas. Si se incluyen adecuadamente en una rutina de entrenamiento para personas mayores, los ejercicios de piernas con bandas de resistencia pueden mejorar la fuerza para mantener un estilo de vida activo.

Antes de empezar con estas prácticas, realiza siempre un calentamiento caminando o marchando por al menos 5 a 10 minutos para aumentar la circulación sanguínea en la parte inferior del cuerpo. Al realizar los ejercicios, muévete lentamente haciendo un rango de movimiento completo y sin dolor para cada repetición, evitando comprometer la postura. Concéntrate en la técnica, la forma y la respiración adecuadas.

Deja un día de descanso entre los ejercicios de piernas con banda para que los músculos se recuperen adecuadamente. Aumenta gradualmente la resistencia utilizando bandas más gruesas.

Sentadillas con banda

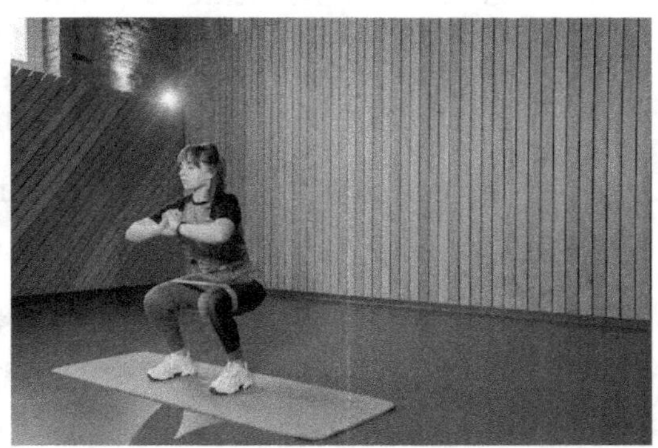

42. *Las sentadillas con banda fortalecen los glúteos, los cuádriceps y los isquiotibiales. Fuente: https://www.pexels.com/photo/a-woman-doing-the-squats-with-a-resistance-band-6339655/*

Fortalecen los glúteos, los cuádriceps y los isquiotibiales. Puedes realizarlos siguiendo los siguientes pasos:

1. Párate con los pies separados a la anchura de las caderas sobre el centro de la banda de resistencia.

2. Contrae los músculos del núcleo y mantén el pecho levantado.

3. Inicia el movimiento llevando las caderas hacia atrás como si te estuvieras sentando en una silla.

4. Dobla las rodillas y baja lentamente hasta que los muslos queden paralelos al suelo; si puedes.

5. 5. Asegúrate de que las rodillas se mantengan alineadas con los dedos de los pies durante todo el

movimiento. No dejes que éstas se hundan hacia dentro.

6. Mantén el peso distribuido uniformemente entre ambos pies.

7. Lleva los glúteos hacia atrás mientras te pones en cuclillas.

8. Mantén los talones plantados en el suelo.

9. Presiona uniformemente con los talones y el mediopié para erguirte y volver a la posición inicial.

10. Repite el ejercicio controladamente durante 10 a 15 repeticiones.

11. Utiliza una resistencia más ligera que te permita concentrarte en la postura antes de aumentar la tensión de la banda.

Elevaciones laterales de pierna

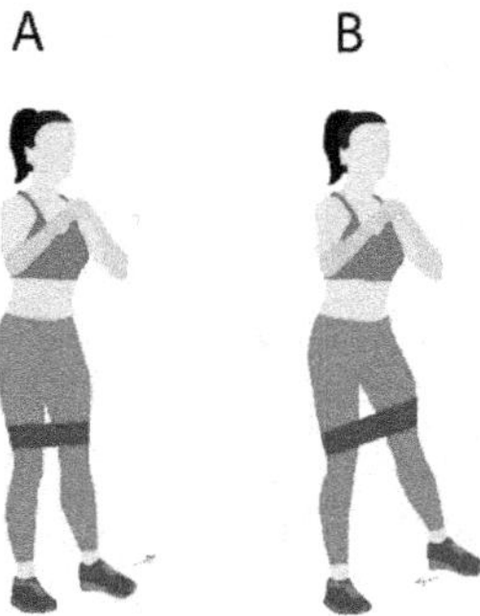

43. Este ejercicio se centra en la parte externa de los muslos y en el glúteo medio.
Fuente:https://cdn3.vectorstock.com/i/1000x1000/32/67/standing -side-leg-lifts-with-resistance-band-vector-36913267.jpg

Trabaja la parte externa de los muslos y el glúteo medio. Estos son los pasos a seguir:

1. Sujeta tu banda de resistencia a un objeto estable a la altura de la cadera hasta el tobillo.

2. Ponte de costado con la banda debajo del pie interno y sujétate a un soporte, como una silla, de ser necesario.

3. Mantén una postura erguida con los músculos del núcleo comprometidos.

4. Sosteniendo la pierna que está de pie ligeramente flexionada, levanta lentamente la otra estirada hacia un lado.

5. Eleva la pierna solo unos 60 a 90 cm de distancia de la otra extremidad.

6. No inclines el torso ni la pelvis hacia los lados y mantén las caderas niveladas.

7. Aguanta brevemente en la elevación y, a continuación, baja lentamente la pierna. Vuelve a la posición inicial gradualmente manteniendo el control.

8. Realiza 10 repeticiones controladas y, a continuación, cambia de lado y vuelve a hacer el ejercicio con la pierna opuesta.

Curl de piernas de pie

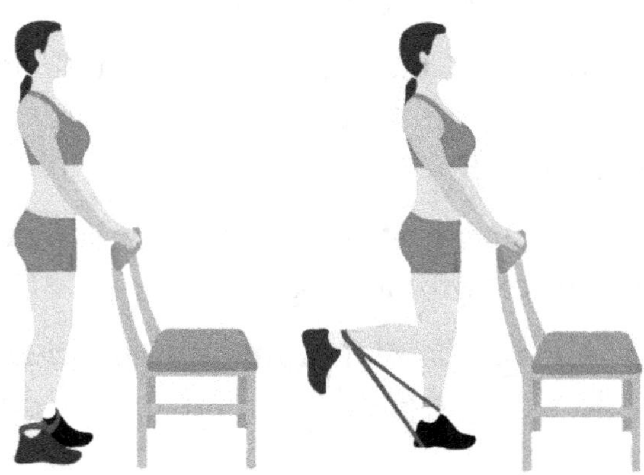

44. Curl de piernas de pie. Fuente: https://workoutlabs.com/exercise-guide/standing-supported-resistance-band-hamstring-curls/

Trabaja los isquiotibiales y los glúteos de la pierna de trasera. A continuación, te explicamos cómo hacer *curls* de piernas de pie:

1. Colócate erguido, sujetando firmemente una banda de resistencia con ambas manos.

2. Pisa con un pie el centro del elástico con los brazos extendidos junto a las caderas.

3. Desplaza ligeramente el peso sobre la pierna delantera que flexionas.

4. Mantén la pierna de atrás recta detrás del cuerpo con la rodilla completamente extendida, esta es la extremidad de trabajo.

5. Inicia el movimiento flexionando lentamente la rodilla delantera mientras simultáneamente doblas la pierna trasera hacia arriba flexionando la rodilla.

6. Aprieta los glúteos y los isquiotibiales mientras tiras del talón hacia las caderas.

7. Baja lentamente hasta la posición inicial manteniendo el control.

8. Completa 10 a 12 repeticiones, luego cambia de pierna y repite con el lado contrario.

9. Mantén una postura erguida; no te inclines hacia adelante.

Extensiones piernas sentado

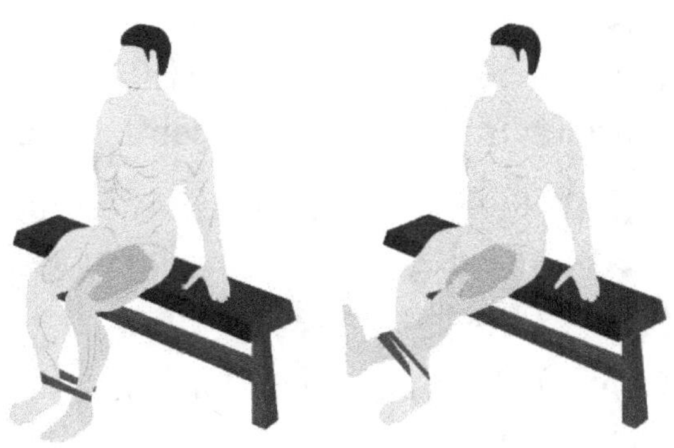

45. *Las extensiones de piernas en posición sentada actúan sobre los cuádriceps. Fuente:https://gymvisual.com/12468/resistance-band-leg-extension.jpg*

Este ejercicio se centra en los cuádriceps. He aquí los pasos a seguir:

1. Siéntate erguido cerca del extremo de una banda de resistencia con las piernas extendidas y un pie colocado a través del lazo del elástico.

2. Mantén la espalda recta, el abdomen contraído y las manos sujetando una silla para obtener soporte.

3. La extremidad con el pie en el lazo es la pierna de trabajo, así que mantén ese muslo en el asiento durante todo el movimiento.

4. Inicia el ejercicio levantando lentamente la pierna de trabajo y estirando la rodilla contra la resistencia de la banda.

5. Conserva la parte inferior de la pierna relajada mientras extiendes la rodilla. Endereza la pierna completamente, si puedes, y flexiona el tobillo.

6. Sostén brevemente la posición extendida antes de flexionar lentamente la rodilla para volver a la posición inicial con un movimiento controlado.

7. Completa de 10 a 15 repeticiones, luego cambia de pierna y realiza extensiones de una sola pierna con el lado opuesto.

8. Controla la banda en ambas extensiones y vuelve a trabajar el cuádriceps.

9. Puedes añadir pesas en los tobillos para aumentar la resistencia.

Marcha lateral con bandas

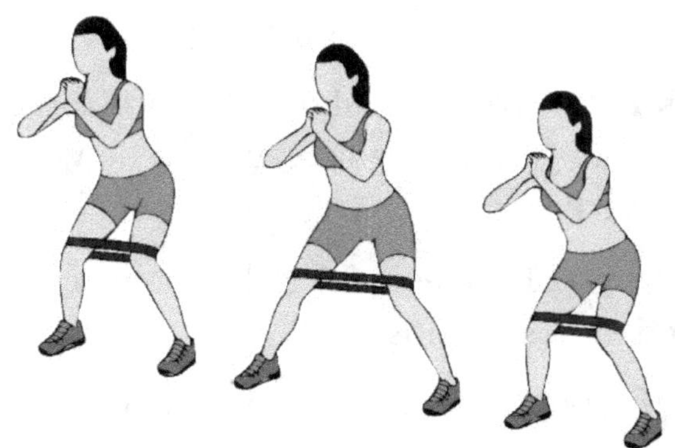

46. La marcha lateral con banda fortalece las caderas y los muslos. Fuente:https://www.spotebi.com/wp-content/uploads/2017/10/lateral-band-walk-exercise-illustration-spotebi.jpg

Fortalece las caderas y la cara interna y externa de los muslos y mejora la estabilidad. Sigue los siguientes pasos para hacer marchas laterales con elásticos:

1. Colócate una banda de resistencia de lazo alrededor de los tobillos o justo por encima de las rodillas si te resulta más fácil.

2. Los pies deben estar separados a la anchura de las caderas, con las rodillas ligeramente flexionadas y los brazos a los costados.

3. Da un paso lateral, liderando con un pie, haciendo tensión en la pierna con la banda.

4. Lleva el otro pie al mismo nivel que el pie adelantado, presionando la banda de esa pierna.

5. Continúa dando pasos laterales, alternando el pie adelantado con cada paso.

6. Da pasos pequeños y controlados, manteniendo los pies paralelos y las caderas firmes.

7. Haz unos 10 pasos laterales en una dirección, luego cambia y realiza igual cantidad de vuelta al punto de partida.

8. Presiona los pies contra el suelo en cada paso para activar los muslos.

9. 9. Empieza con una resistencia ligera de la banda y realiza un par de series.

Entrenamiento del equilibrio y la estabilidad

Con la edad, la fortaleza y la firmeza disminuyen, lo que aumenta el riesgo de caídas y lesiones. Los ejercicios que desafían el equilibrio pueden ayudar a las personas mayores a conseguir mayor estabilidad sobre sus pies. Las bandas de resistencia son una gran herramienta para mejorar esta condición. Éstas ofrecen una resistencia ligera y pueden anclarse como apoyo mientras se realizan los entrenamientos de pie. Una rutina regular de equilibrio con bandas elásticas puede fortalecer las piernas, mejorar la propiocepción y aumentar la confianza de las personas mayores en su desenvolvimiento diario.

Al empezar, colócate cerca de una silla resistente o de una pared para apoyarte si es necesario. Un calzado adecuado proporciona estabilidad. Muévete despacio y presta atención a la postura. Deja que tus músculos se adapten antes de aumentar la dificultad incrementando la resistencia de la banda o reduciendo el apoyo de las manos. Añade gradualmente la duración de las sujeciones. Descansa entre sesiones. Intenta incluir ejercicios de equilibrio 2 a 3 veces por semana. Estas son algunas rutinas para personas mayores:

Elevaciones laterales de piernas

Trabaja los abductores de la cadera y mejora la estabilidad con una sola pierna:

1. Ponte de lado frente a la banda de resistencia anclada, trabajando la pierna más cercana a la misma.

2. Mantén una postura erguida con el núcleo activado y las rodillas levemente flexionadas.

3. Manteniendo la pierna de apoyo ligeramente flexionada, levanta lentamente la otra extremidad hacia un lado, en línea recta contra la resistencia del elástico.

4. Evita inclinar el torso o la pelvis.

5. Sostén la posición durante 2 segundos en la parte elevada.

6. Baja la pierna lentamente manteniendo el control.

7. Repite 10 veces con cada pierna.

8. Aumenta la dificultad quitando el apoyo o utilizando una banda más gruesa.

Elevaciones de rodilla de pie

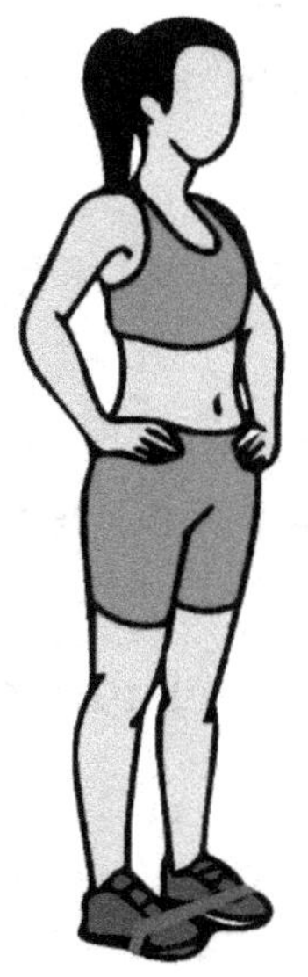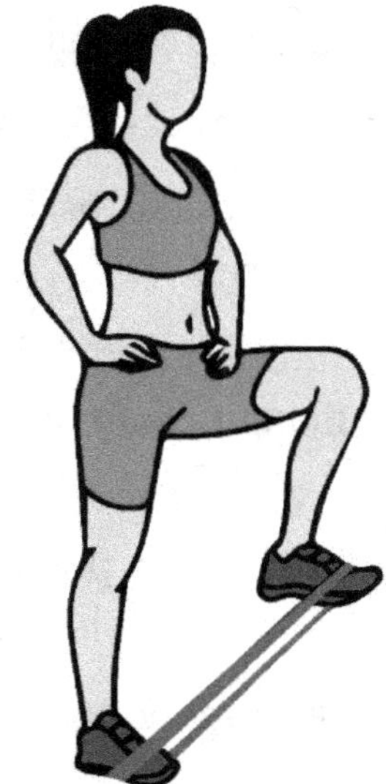

47. Las elevaciones de rodilla de pie mejoran la coordinación de las piernas. Fuente:https://atemi-sports.com/wp-content/uploads/2023/01/Knee-Raise-300x294.jpg

Mejora la coordinación de las piernas y el equilibrio dinámico:

1. Párate con los pies sobre la banda de resistencia separados a la anchura de la cadera para mayor estabilidad.

2. Desplaza tu peso hacia una pierna, flexionando ligeramente la rodilla.

3. Extiende la otra pierna recta hacia atrás.

4. Manteniendo el torso erguido, levante lentamente la rodilla trasera hacia el pecho contra resistencia.

5. Evita inclinarte hacia adelante.

6. Mantén la posición con la rodilla levantada durante 1 a 2 segundos.

7. Baja la pierna controladamente hasta la posición inicial.

8. Repite 10 veces y luego cambia de lado.

9. Progresa cerrando los ojos mientras realizas el movimiento.

Marchas laterales con bandas de resistencia

Trabaja los abductores de la cadera y aumenta la estabilidad:

1. Coloca una banda de resistencia alrededor de los tobillos o justo por encima de las rodillas si te resulta más fácil.

2. Párate con los pies separados a la anchura de las caderas y las rodillas flexionadas.

3. Mantén una postura erguida.

4. Da un paso lateral, liderando con un pie, tensionando la banda.

5. Llevar el otro pie al encuentro del líder, tensando la banda.

6. Realiza 10 pasos laterales pequeños y lentos en una dirección, y luego repite de vuelta a la posición inicial.

7. Mantén la cabeza firme y las caderas estables durante todo el movimiento.

8. Empieza con una resistencia ligera y aumenta la presión de la banda con el tiempo.

Kickbacks (patadas traseras) de pie

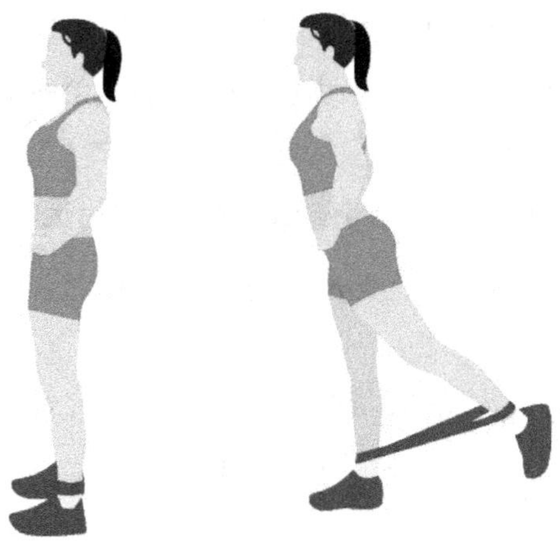

48. Los kickbacks de pie pueden ayudar a mantener el equilibrio y la coordinación.
Fuente:https://www.shutterstock.com/shutterstock/photos/20363
22506/display_1500/stock-vector-woman-doing-standing-
kickbacks-resistance-band-exercise-flat-vector-illustration-
isolated-on-white-2036322506.jpg

Trabaja los glúteos, el equilibrio y la coordinación:

1. Párate erguido, sujetando una banda con ambas manos y con los pies separados a la anchura de las caderas.

2. Desplaza el peso hacia una pierna, extendiendo la otra por detrás del cuerpo.

3. Manteniendo la extremidad con la que estás parado ligeramente flexionada, lleva la pierna extendida hacia atrás y hacia arriba.

4. Patea la pierna de atrás hacia arriba lo más alto posible sin arquear la parte baja de la espalda.

5. Sostén la posición por un segundo y baja lentamente la pierna manteniendo el control.

6. Repite 10 veces y luego cambia de lado.

7. Progresa cerrando los ojos o reduciendo el apoyo.

Crossovers con bandas

Desafía el equilibrio dinámico y la postura:

1. Colócate con los pies separados a la anchura de las caderas en el centro de la banda.

2. Parado sobre la banda, cruza un pie sobre el otro.

3. Haz una breve pausa y, a continuación, vuelve a poner el pie en la posición inicial.

4. Repite cruzando con el pie contrario.

5. Esto es 1 repetición.

6. Apunta a completar 10 repeticiones mientras te mantienes erguido.

7. Progresa cerrando los ojos durante el movimiento o utilizando bandas más pesadas.

Marchas sentado con banda

Mejora la coordinación y la estabilidad del núcleo:

1. Siéntate erguido cerca del extremo del elástico anclado.

2. Coloca un pie sobre el lazo de la banda.

3. Manteniendo el muslo apoyado en un asiento, levanta lentamente la pierna de trabajo contra la resistencia.

4. Flexiona el pie mientras levantas la pierna, extendiendo completamente la rodilla.

5. Sostén la posición durante 2 segundos y baja lentamente manteniendo el control.

6. Completa 10 repeticiones y luego cambia de pierna.

7. Mantén una postura erguida durante todo el movimiento.

Ejercicios para caderas y glúteos

He aquí algunos ejemplos de rutinas con bandas de resistencia para ejercitar caderas y glúteos en personas mayores:

Puente de glúteos

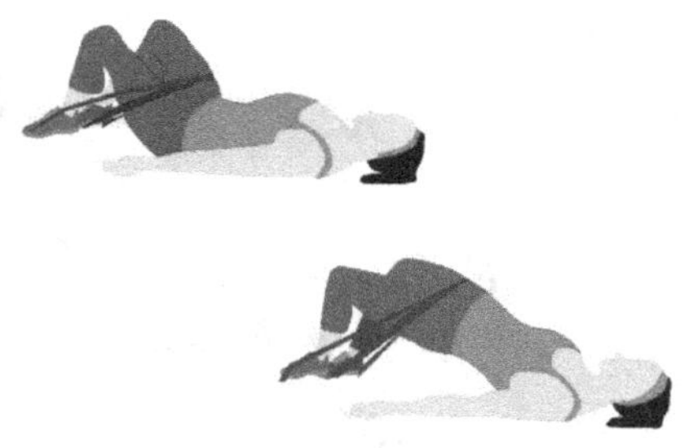

49. El puente de glúteos se centra en las nalgas y los isquiotibiales. Fuente:https://cdn.shopify.com/s/files/1/0522/9733/4982/files/Glute_Bridge_using_Long_Body_Band_480x480.jpg?v=1630417059

El puente de glúteos trabaja las nalgas y los isquiotibiales para levantarlas y tonificarlas. Éstos son los principales músculos del trasero. Este movimiento los fortalece, lo que ayuda en actividades cotidianas como levantarse de una silla o subir escaleras y evitar caídas.

1. Coloca los pies apoyados en el suelo y túmbate boca arriba con las dos rodillas flexionadas.

2. Justo por encima de las rodillas, enrolla una banda de resistencia alrededor de los muslos.

3. Para alinear el cuerpo en línea recta desde los hombros hasta las rodillas, aprieta los glúteos y levanta las caderas.

4. Siente el apretón en las nalgas mientras mantienes esta posición de puente durante unos segundos.

5. Exhala mientras vuelves gradualmente las caderas a su posición inicial.

6. Repite entre 10 y 15 veces.

7. Concéntrate en levantar las caderas con los glúteos.

8. Muévete con precaución y gradualmente

Clamshells

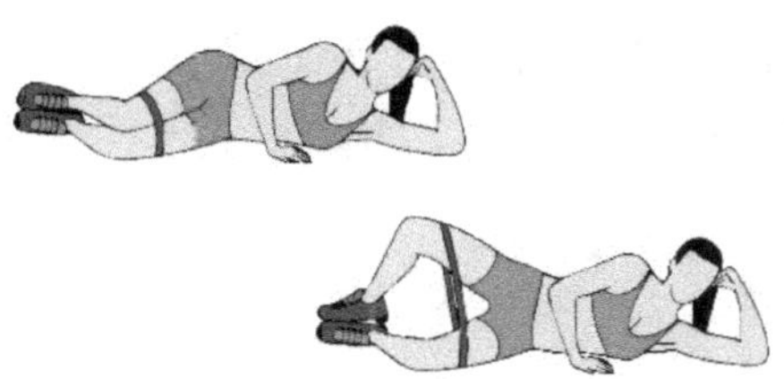

50. *El objetivo de los clamshells son los glúteos externos y los abductores de la cadera. Fuente:https://www.spotebi.com/wp-content/uploads/2017/11/resistance-band-clamshell-exercise-illustration-spotebi.jpg*

Los *clamshells* actúan sobre los glúteos externos y los abductores de la cadera con el objetivo de mejorar su movilidad y fuerza. Estos abductores desempeñan un papel crucial en la estabilización de la cadera y pelvis durante actividades como caminar. Esta rutina fortalece esos músculos.

1. Túmbate de lado con las rodillas dobladas en un ángulo de 90 grados y los talones juntos.

2. Coloca una banda de resistencia alrededor de las rodillas.

3. Manteniendo los talones juntos y los abdominales contraídos, levanta la rodilla superior hacia arriba, abriendo las rodillas como una concha de almeja.

4. Sostén esta posición durante 2 segundos.

5. Baja lentamente la rodilla hasta la posición inicial.

6. Completa de 10 a 15 repeticiones y luego cambia de lado.

7. Mantén la pelvis estable y evita balancear el torso durante el movimiento.

Patadas de burro

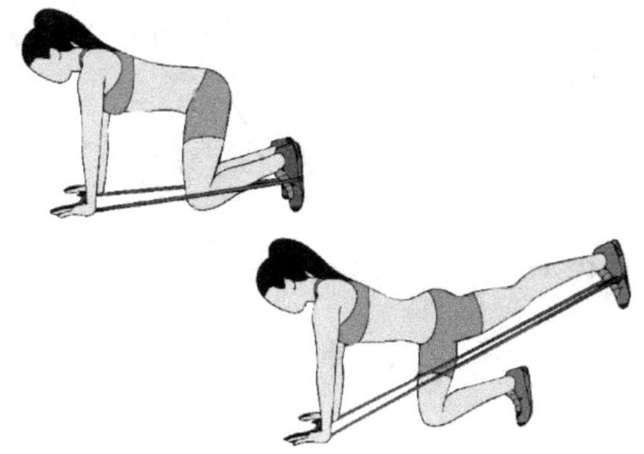

51. Las patadas de burro levantan y tonifican el trasero. Fuente:https://www.spotebi.com/wp-content/uploads/2017/11/resistance-band-donkey-kicks-exercise-illustration-spotebi.jpg

Las patadas de burro trabajan poderosamente los glúteos y los isquiotibiales para levantar y tonificar el trasero. Imita la acción de patear hacia atrás. Este movimiento se dirige a tus nalgas rebeldes desde todos los ángulos.

1. Ponte de cuatro patas con las rodillas bajo las caderas y las manos bajo los hombros.

2. Colócate una banda de resistencia alrededor de los tobillos.

3. Con las rodillas flexionadas a 90 grados, patea una pierna hacia arriba y hacia atrás, llegando con el talón al techo.

4. Mantén la posición durante 2 segundos, apretando los glúteos.

5. Baja lentamente la pierna hasta la posición inicial.

6. Completa de 10 a 15 repeticiones y luego cambia de lado.

7. Mantén la estabilidad en la zona lumbar y el tronco.

Boca de incendios

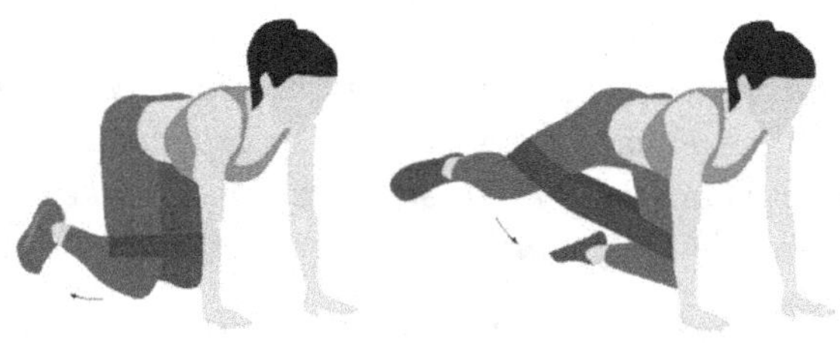

52. Las bocas de incendios mejoran la movilidad de las caderas. Fuente:https://www.snackinginsneakers.com/wp-content/uploads/2021/06/Fire-Hydrant-Exercise-scaled.jpg

Las boca de incendios se centran en la parte exterior de las caderas, los glúteos y los muslos para mejorar la movilidad de las primeras. El movimiento imita a un perro que levanta la pata sobre una boca de incendios.

Abrir las caderas de este modo aumenta la amplitud de movimiento y reduce la rigidez.

1. Ponte a cuatro patas con las rodillas bajo las caderas y las manos bajo los hombros.

2. Colócate una banda de resistencia alrededor de los muslos.

3. Manteniendo las rodillas flexionadas, levanta una pierna hacia un lado, abriendo la cadera.

4. Mantén esta posición durante 2 segundos, apretando los glúteos.

5. Siente el estiramiento exterior de la cadera.

6. Vuelve a la posición inicial gradualmente.

7. Completa entre 10 y 15 repeticiones a cada lado.

8. Mantén la espalda plana durante todo el movimiento.

Abducción de cadera

Esta rutina fortalece los músculos externos de la cadera y los glúteos para mejorar la estabilidad. Estos abductores estabilizan la pelvis y las caderas durante actividades como: caminar, correr y movimientos de lado a lado. El ejercicio se centra en estos importantes músculos.

1. Párate con los pies separados a la altura de los hombros.

2. Colócate una banda de resistencia alrededor de los tobillos.

3. Manteniendo una ligera flexión en la pierna que está de pie, mueve la otra estirada hacia un lado.

4. Mantén la posición durante 2 segundos, sintiendo cómo se activan la parte externa de la cadera y los glúteos.

5. Vuelve lentamente la pierna a la posición inicial.

6. Completa de 10 a 15 repeticiones a cada lado.

7. Conserva una postura erguida.

8. No te apoyes sobre el torso.

Marchas laterales

Las marchas laterales fortalecen los abductores de la cadera y los músculos de los glúteos aumentando la estabilidad. Caminar de lado a lado supone un reto funcional para los estabilizadores de la cadera. Este ejercicio mejora su fuerza para realizar las actividades diarias.

1. Colócate una banda de resistencia alrededor de los tobillos y párate con los pies separados a la altura de los hombros.

2. Da un paso lateral con una pierna, presionando sobre la banda.

3. Lleva la otra pierna hacia adentro para volver a la posición inicial.

4. Realiza de 10 a 15 pasos laterales en cada dirección.

5. Mantén una postura erguida.

6. No dejes que tus caderas se hundan o inclinen durante los movimientos.

Capítulo 6: Rutinas de ejercicios para todo el cuerpo

Este capítulo combina diferentes ejercicios con bandas de resistencia en rutinas completas dirigidas a los principales grupos musculares. Además, al pasar de los entrenamientos del tren superior a los de las extremidades inferiores del cuerpo, el corazón bombea y se consigue un excelente trabajo cardiovascular. Te sorprenderá cómo una simple secuencia puede trabajar brazos, espalda, pecho y piernas.

Estos ejercicios integrales mejorarán la fuerza funcional y la flexibilidad para afrontar las actividades diarias, como: llevar las compras, levantarse de una silla o agarrar objetos. Todo resulta más fácil cuando todo el cuerpo trabaja conjuntamente. Recuperarás el vigor, la movilidad y el equilibrio.

No te pierdas la oportunidad de llevar tus ejercicios con banda elástica a un nivel superior para la transformación de todo tu cuerpo. Cuando todos los músculos estén fuertes, sentirás que una sensación de fuerza recorre todo tu ser.

Rutinas completas con bandas de resistencia

Los ejercicios con bandas elásticas son una forma sencilla pero eficaz de desarrollar fuerza, mejorar la movilidad y favorecer un envejecimiento saludable. Los elásticos proporcionan una resistencia ligera que no daña las articulaciones. Una rutina completa para todo el cuerpo involucra a los principales grupos musculares para un acondicionamiento integral, fomentando la aptitud funcional para que las personas mayores se mantengan activas e independientes en la vida diaria. Estos son los ejercicios clave con bandas para incluir en un programa de este tipo.

Leñador (Wood chooper)

El leñador es un fantástico ejercicio con bandas de resistencia para todo el cuerpo que se centra en los hombros, los músculos de la espalda y el núcleo. Mejora la fuerza de rotación y la movilidad del torso, que son importantes para actividades cotidianas como: estirarse, girar para mirar por encima del hombro y entrar y salir del auto.

1. Párate con los pies separados a la anchura de las caderas para tener una base de apoyo estable.

2. Flexiona suavemente las rodillas y mantén el pecho levantado.

3. Sujeta una banda de resistencia con ambas manos.

4. Contrae el tronco llevando suavemente el ombligo hacia la columna para ayudar a sostener la espalda durante todo el movimiento.

5. Con las rodillas levemente flexionadas, tira de la banda hacia abajo y a través de tu cuerpo en un movimiento de corte diagonal.

6. Dirige la cinta hacia la cadera opuesta.

7. Siente cómo se activan los hombros y los músculos de la espalda al tirar de la banda hacia abajo y a través del cuerpo.

8. Lentamente, con un movimiento controlado, devuelve el elástico hacia arriba y a través de la cadera como al inicio.

9. Repite este movimiento de picado dinámico por 10 a 15 repeticiones por cada lado.

10. Recuerda respirar normalmente y mantener los abdominales contraídos durante todo el ejercicio.

11. Evita aguantar la respiración.

12. Trabaja a un ritmo controlado que sea exigente pero factible.

13. Concéntrate en la rotación diagonal de los hombros y el torso para sacar el máximo partido a este gran tonificador de todo el cuerpo.

Patadas traseras (kickback) de tríceps

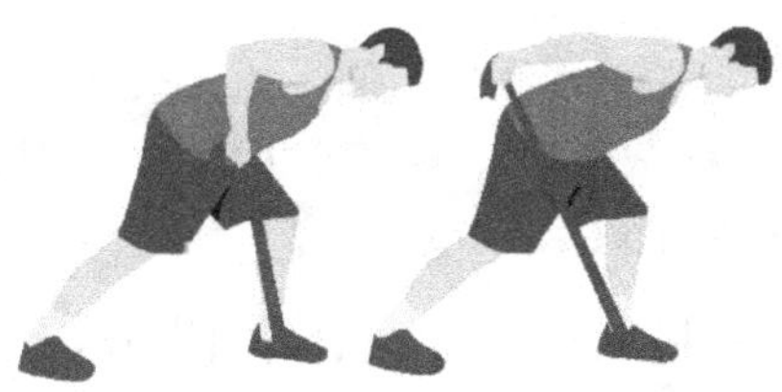

53. El kickback de tríceps. Fuente:
https://thumbs.dreamstime.com/z/basic-rgb-224093021.jpg

El *kickback* de tríceps es un gran movimiento para trabajar la parte posterior de los brazos y tonificar estos músculos. Los tríceps enderezan el codo, lo que es fundamental en la vida diaria para los movimientos de empuje. Este ejercicio los fortalecerá.

1. Párate sujetando un extremo de la banda de resistencia debajo de un pie para anclarla.

2. Sujeta el otro extremo de la banda con la mano del mismo lado.

3. Manteniendo la parte superior del brazo inmóvil, flexiona el codo para que el antebrazo se eleve, llevando la mano hacia el hombro.

4. Esta es tu posición inicial.

5. Partiendo del tríceps, estira el codo y extiende el antebrazo recto hacia atrás.

6. Concéntrate en apretar el músculo tríceps en la parte superior.

7. Mantén la contracción arriba durante unos segundos, siente arder el tríceps.

8. Flexiona lentamente el codo para devolver el antebrazo a la posición inicial manteniendo el control.

9. Completa varias repeticiones lentas y controladas con un solo brazo.

10. Ten cuidado de no dar tirones ni balancear el brazo.

11. Cambia de lado y repite con la otra extremidad, manteniendo la estabilidad en la parte superior del brazo.

Procura controlar el movimiento y mantener una buena postura. Esta rutina esculpirá y definirá los tríceps si se realiza con regularidad.

Pull-apart por encima de la cabeza

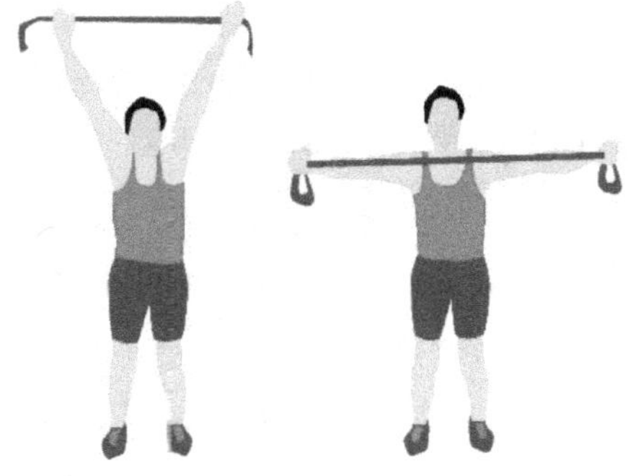

54. El pull-apart por encima de la cabeza puede mejorar la postura. Fuente:https://theslouchpotato.com/cdn/shop/articles/7feae4fa26 3d9ce03fce2f77a0ccda52.jpg?v=1687516211

El *pull-apart* por encima de la cabeza es un excelente ejercicio con banda de resistencia para fortalecer los músculos de la parte superior de la espalda y mejorar la postura. Desarrollar la fuerza de la espalda alta ayuda a contrarrestar el encorvamiento y el redondeo de los hombros a medida que se envejece.

1. Colócate de pie sujetando la banda de resistencia tensa por encima de la cabeza con los brazos completamente extendidos.

2. Contrae los músculos del núcleo.

3. Inicia el movimiento tirando de las manos hacia los lados en un movimiento de arco, apretando los omóplatos.

4. Mantén la contracción durante unos segundos en el punto máximo, centrándose en apretar los músculos de la parte alta de la espalda entre los omóplatos.

5. Vuelve lentamente los brazos a la posición inicial por encima de la cabeza.

6. Completa varias repeticiones controladas, teniendo cuidado de no dar tirones en el movimiento.

7. mantén los músculos del centro comprometidos en todo el rango del movimiento para evitar un arqueo excesivo de la zona lumbar al separar los brazos.

8. Respira normalmente y consérvate erguido.

Pull-Apart

El *pull-apart* es un ejercicio excelente para fortalecer los glúteos y la parte externa de los muslos. Los músculos de las nalgas son el principal motor de tus caderas y trasero. Este ejercicio se enfoca en ellos y en los abductores de la cadera en los muslos externos, para mejorar su fuerza.

1. Comienza el ejercicio empujando las rodillas hacia fuera contra la resistencia de la banda mientras aprietas los glúteos.

2. Párate con los pies separados a la anchura de las caderas.

3. Enrolla el elástico alrededor de tus muslos, justo por encima de las rodillas.

4. Concéntrate en contraer los glúteos.

5. Mantén la presión máxima durante unos segundos mientras conservas la banda tensa.

6. La parte exterior de los muslos también debe sentirla.

7. Afloja lentamente las rodillas para volver a la postura inicial.

8. Realiza varias repeticiones controladas, teniendo cuidado de no encorvarte ni doblar la cadera hacia delante.

9. Mantén el torso estable y erguido.

10. Durante toda la ejecución, respire normalmente.

Remos inclinados

El remo inclinado es un ejercicio eficaz con banda de resistencia para fortalecer los músculos de la parte media de la espalda. El desarrollo de la resistencia muscular en esa parte de la espalda mejora la postura y ayuda a contrarrestar el redondeo de los hombros.

1. Colócate de pie sujetando la banda con ambas manos y con las rodillas ligeramente flexionadas.

2. Gira las caderas hacia delante hasta un ángulo de 45 grados, manteniendo la espalda plana.

3. Esta es la posición inicial.

4. Comienza el remo activando los músculos de la parte media de la espalda.

5. Manteniendo el abdomen contraído, rema con los codos hacia atrás, apretando los omóplatos.

6. Mantén la tensión máxima durante unos segundos, sintiendo cómo los músculos de la parte media de la espalda se activan entre los omóplatos.

7. Estira los brazos controladamente para volver a la posición inicial.

8. Completa varias repeticiones controladas, con cuidado de no dar tirones en el movimiento.

9. Mantén la espalda plana durante todo el ejercicio.

10. Concéntrate en apretar los omóplatos en lugar de tirar con los brazos.

11. Respira normalmente y mantén el cuello relajado.

Curl de bíceps

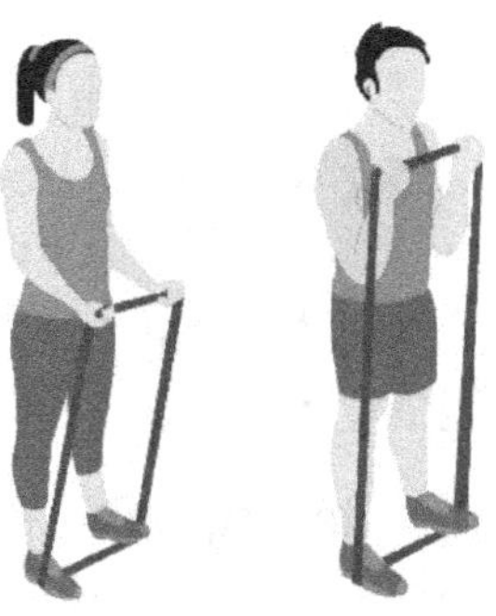

55. El curl de bíceps trabaja los músculos del bíceps.
Fuente:https://theslouchpotato.com/cdn/shop/articles/Bicep_Curl.
jpg?v=1630251210

El *curl* de bíceps se dirige directamente a los músculos bíceps de la parte delantera de los brazos. El desarrollo de la fuerza en esta parte del cuerpo ayuda al momento de levantar y transportar objetos o realizar tareas como abrir frascos. Este movimiento aísla los bíceps.

1. Párate en el centro de la banda de resistencia con los pies separados a la anchura de las caderas para mayor estabilidad.

2. Sujeta un asa con cada mano.

3. Deja que los brazos cuelguen a los lados y las palmas miren hacia delante.

4. Esta es la posición inicial.

5. Para comenzar el curl, flexiona los codos y curva las manos hacia dentro, hacia los hombros.

6. A medida que realizas el *curl*, contrae poco a poco los bíceps.

7. Sostén la contracción durante unos segundos en la parte superior.

8. Estira los brazos controladamente para bajar las asas hasta la posición inicial.

9. Completa varias repeticiones controladas sin balancear excesivamente los brazos.

10. Mantén los codos pegados a los costados y respira

Press por encima de la cabeza

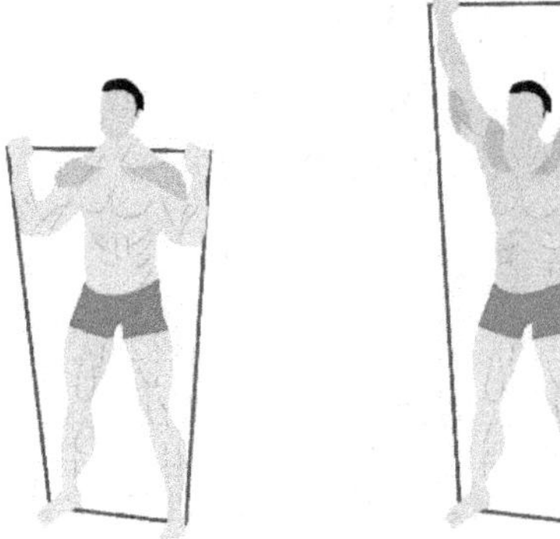

56. El press por encima de la cabeza fortalece los hombros y la parte superior de la espalda.
Fuente:https://gymvisual.com/20403/resistance-band-overhead-shoulder-press.jpg

El *press* por encima de la cabeza es un excelente ejercicio con banda de resistencia para fortalecer los hombros y la parte superior de la espalda. Trabaja tus deltoides, trapecios y tríceps para una definición tonificada del tren superior del cuerpo.

1. Párate al medio sobre la banda de resistencia con los pies separados a la anchura de las caderas para mayor estabilidad.

2. Toma un asa con cada mano.

3. Levanta los brazos rectos por encima de la cabeza hasta que los codos estén completamente extendidos.

4. Esta es la posición inicial.

5. Comienza el press haciendo trabajar los hombros y los músculos de la espalda para presionar las asas directamente por encima de la cabeza.

6. Mantén la contracción en la parte superior durante unos segundos, apretando los hombros.

7. Flexiona los codos con control para bajar las asas por delante del pecho.

8. Completa varias repeticiones controladas, con cuidado de no arquear la zona lumbar al presionar hacia arriba.

9. Mantén los músculos del núcleo en tensión.

10. Respira normalmente y conserva el cuello relajado mientras presionas por encima de la cabeza.

Elevación frontal

La elevación frontal es un ejercicio para los hombros y los músculos de la parte superior de la espalda.

1. Colócate erguido con los pies separados a la anchura de las caderas en el centro de la banda de resistencia.

2. Manteniendo los brazos rectos, levántalos hasta la altura de los hombros por delante del cuerpo.

3. Mantén el control y eleva lentamente los brazos.

4. Sostén la posición con los brazos a la altura de los hombros durante 2 segundos mientras tensas los músculos de esta parte de tu cuerpo cuando llegues arriba.

5. A continuación, vuelve a colocar las extremidades en la posición inicial de forma suave y controlada.

6. Evita balancear los brazos rápidamente.

7. Repite este movimiento, centrándose en mantener una buena postura sin balancear el torso o inclinarte hacia atrás mientras levantas los brazos.

8. Mantén el abdomen contraído durante todo el movimiento.

9. Conserva los hombros relajados y evita encogerlos o encorvarlos cerca de las orejas mientras elevas y realizas la acción.

Clams con banda

Las *clamshells* con banda elástica trabajan el exterior de las caderas y los glúteos para mejorar la estabilidad:

1. Comienza tumbándote cómodamente de lado con ambas rodillas dobladas en ángulos de 90 grados.

2. Coloca la banda de resistencia alrededor de las rodillas.

3. Asegúrate de que tus caderas estén alineadas y que tu núcleo esté activado.

4. Manteniendo ambos pies juntos, levanta lentamente la rodilla superior hacia arriba mientras giras la cadera para abrirla hacia un lado.

5. Concéntrate en mantener la pelvis inmóvil mientras levantas y rotas la rodilla.

6. Una vez que tu rodilla alcance la parte más alta del movimiento, sostén esta posición durante unos segundos.

7. Concéntrate en sentir cómo se activan los músculos externos de la cadera y los glúteos al mantener esta posición.

8. Baja lenta y controladamente la rodilla para volver a la posición inicial.

9. Ten cuidado de no dejar caer la rodilla rápidamente.

10. Completa unas cuantas repeticiones controladas en un lado, luego gira con cuidado y repite con el costado opuesto.

11. Intenta no balancear ni girar el torso al abrir y cerrar las rodillas.

Puente marcha con bandas

El puente marcha con bandas elásticas trabaja los glúteos y fortalece las caderas:

1. Comienza tumbado boca arriba en el suelo con las rodillas flexionadas a 90 grados.

2. Coloca la banda de resistencia alrededor de las rodillas.

3. Activa los músculos del núcleo.

4. Manteniendo el cuello relajado y la barbilla hacia adentro, empuja con los talones para levantar las caderas en posición de puente.

5. Concéntrate en contraer los glúteos al llegar arriba.

6. Una vez en el puente, levanta una rodilla hacia el pecho mientras la otra pierna presiona contra la banda hacia fuera.

7. Mantén la rodilla levantada sobre la cadera.

8. Conserva esta posición durante unos segundos, sintiendo cómo trabajan los músculos de los glúteos y la cadera.

9. Baja las caderas hasta el suelo y cambia de rodilla.

10. Continúa alternando las rodillas.

11. Completa varias repeticiones controladas a cada lado, manteniendo el núcleo activado durante todo el movimiento.

12. No dejes que las caderas se hundan.

Crunch de bicicleta con bandas

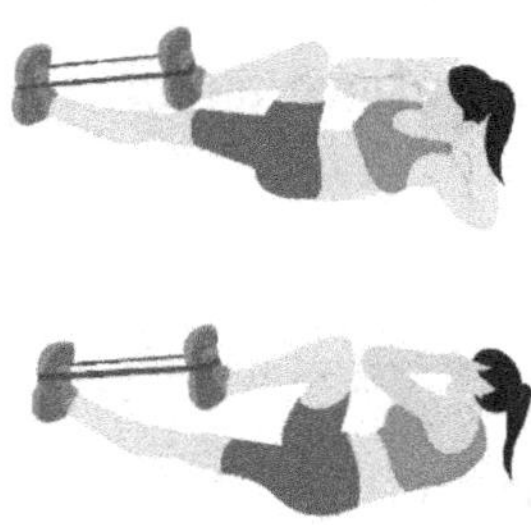

57. *El crunch de bicicleta con bandas trabaja el núcleo y los flexores de la cadera. Fuente: https://atemi-sports.com/wp-content/uploads/2023/01/Bicycle-Crunch-300x187.jpg*

El *crunch* de bicicleta con bandas trabaja el centro y los flexores de la cadera:

1. Túmbate en la colchoneta con las rodillas flexionadas a 90 grados.

2. Coloca la banda de resistencia firmemente alrededor de tus pies.

3. Contrae los abdominales para estabilizar la columna.

4. Lleva una rodilla hacia el pecho mientras la otra pierna se estira y se extiende paralela al suelo.

5. Mientras acercas una rodilla hacia el pecho, gira simultáneamente la parte superior del cuerpo hacia esa rodilla, iniciando el movimiento desde el núcleo.

6. Alterna la extensión de cada pierna como si pedalearas en una bicicleta.

7. Muévete despacio y con control.

8. Completa al menos 10 repeticiones a cada lado, con cuidado de no bajar la barbilla hacia el pecho.

9. Realiza movimientos pequeños y controlados.

Toques laterales de pie

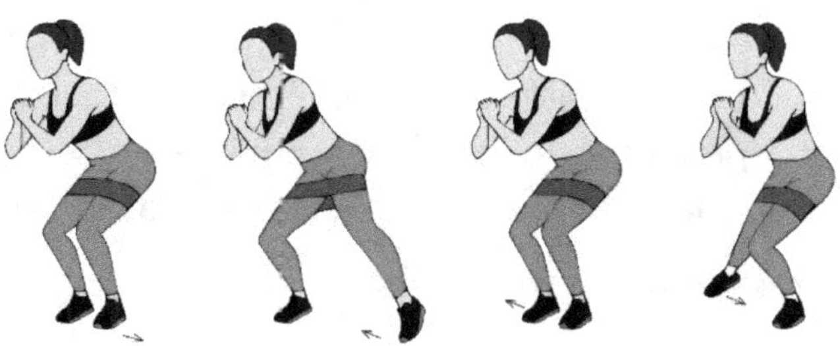

58. Este ejercicio fortalece las caderas, los glúteos y los muslos. Fuente:https://blackmountainproducts.com/wp-content/uploads/2021/04/lateral-toe-taps-resistance-band-workout.png

Fortalecen las caderas, los glúteos y la cara interna y externa de los muslos:

1. Párate con los pies separados a la anchura de las caderas y con la banda de resistencia bien enrollada alrededor de los tobillos.

2. 2. Contrae el abdomen.

3. Desplaza el peso sobre la pierna derecha, permitiendo que la extremidad izquierda se relaje sin bloquear la rodilla.

4. Manteniendo el torso inmóvil, da un paso lateral directamente hacia la izquierda con la pierna de ese lado, presionando el pie contra el elástico.

5. Vuelve lentamente el pie izquierdo a la posición inicial junto al derecho.

6. Mantén la tensión en la banda.

7. Repite los toques laterales pisando lateralmente con la pierna derecha y presionando con el pie en la cinta.

8. Continúa alternando el movimiento durante 15 repeticiones controladas por pierna, enfocándote en mantener la pierna que está apoyada activa.

Sentadillas de pie con banda

Este ejercicio trabaja los glúteos, cuádriceps e isquiotibiales:

1. Párate con los pies separados a la anchura de las caderas, colocando ambos pies en el centro de la banda de resistencia.

2. Contrae los músculos del núcleo y desplaza el peso ligeramente hacia atrás sobre los talones.

3. Inicia el movimiento empujando las caderas hacia atrás como si estuvieras sentado en una silla.

4. Dobla las rodillas para bajar en cuclillas.

5. Baja controladamente, permitiendo que las rodillas se desplacen por encima de los dedos de los pies mientras te pones en cuclillas.

6. No dejes que las rodillas se hundan hacia dentro.

7. Presiona firmemente con los talones para impulsar los glúteos y los isquiotibiales para volver a ponerte de pie.

8. Realiza varias repeticiones lentas y controladas, manteniendo la espalda recta y el abdomen contraído.

9. Mantén el pecho levantado.

Marcha lateral de pie

Estos ejercicios mejoran la fuerza y la estabilidad de la cadera:

1. Párate con los pies juntos y la banda de resistencia enrollada firmemente alrededor de los tobillos.

2. Mantén una postura erguida con el núcleo activado.

3. Desplaza ligeramente las caderas hacia atrás.

4. Da un paso lateral hacia un lado con una pierna, presionando el pie hacia fuera en la banda.

5. Vuelve a juntar los pies y, a continuación, da otro paso en la dirección opuesta, sin dejar de presionar contra el elástico.

6. Haz pasos más amplios para aumentar la resistencia tras completar un par de pasos de lado a lado.

7. Muévete lentamente sin perder el control.

8. Mantén la tensión en la banda permanentemente y evita cruzar las piernas una frente a otra.

Puente con banda

Trabaja los glúteos, los isquiotibiales y la zona lumbar:

1. Túmbate en el suelo con los pies separados a la anchura de las caderas y las rodillas flexionadas.

2. Enrolla la banda justo por encima de las rodillas alrededor de los muslos.

3. Contrae los glúteos y el abdomen.

4. Eleva las caderas adoptando la posición de puente empujando uniformemente con los talones.

5. En esta posición, concéntrate en contraer los glúteos y presionar las rodillas hacia fuera presionando la banda.

6. Mantén esta postura durante unos segundos, sintiendo la tensión en los glúteos y los isquiotibiales.

7. Conserva la espalda recta.

8. Baja lenta y controladamente las caderas.

9. No dejes caer las caderas.

10. Repite, manteniendo la tensión en la banda y el abdomen contraído.

Fuerza y flexibilidad de todo el cuerpo

A medida que se envejece, se hace cada vez más necesario mantener y mejorar tanto la fuerza como la flexibilidad a través del ejercicio. Las bandas elásticas proporcionan una forma eficaz y segura de trabajar la fortaleza de todo el cuerpo a la vez que se estiran los principales grupos musculares. Un entrenamiento de resistencia y unos estiramientos adecuados ayudan a las personas mayores a mantenerse activas e independientes, reduciendo el riesgo de lesiones por caídas o fallas de equilibrio en los músculos.

Los elásticos son ideales porque pueden utilizarse para fortalecer el cuerpo y ejercitar la flexibilidad. Con un juego de cintas, puedes trabajar los principales grupos musculares y obtener un excelente entrenamiento de fuerza y elasticidad en casa.

Para la parte superior del cuerpo, ejercicios como el remo con bandas y el remo vertical son excelentes para fortalecer los músculos de la espalda y los hombros, que son importantes para alcanzar, levantar y mantener una buena postura. Puedes aumentar la flexibilidad del tren superior con estiramientos como:

Estiramiento de la espalda superior

1. Ponte de pie sujetando la banda de resistencia extendida frente a ti con ambas manos separadas a la anchura de los hombros.

2. Manteniendo las rodillas flexionadas, inclina lentamente el torso hacia el lado derecho mientras sostienes la banda estirada desde el pecho.

3. Concéntrese en sentir un estiramiento en la parte superior izquierda de la espalda y el costado.

4. Mantén esta suave distención durante 30 segundos y, a continuación, regresa lentamente al centro.

5. Repite el estiramiento en el lado derecho, manteniendo de nuevo la tensión por 30 segundos.

6. Recuerda respirar profundamente.

Estiramiento de pecho

1. Ponte de pie sujetando firmemente un extremo de la banda de resistencia en cada mano por detrás de la espalda a la altura de la cadera.

2. Tira de ambos brazos hacia atrás, apretando los omóplatos para expandir el pecho hacia delante.

3. Mantén los hombros hacia abajo.

4. Sostén el estiramiento del pecho durante 30 segundos, respirando profundamente.

5. Suelta el estiramiento y repite 2 a 3 veces.

Estiramiento lateral

1. Párate con los pies separados a la anchura de las caderas para mayor estabilidad.

2. Sujeta la banda de resistencia por encima de la cabeza con ambas manos.

3. Estira la mano derecha hacia arriba y por encima de la cabeza hacia la izquierda, doblando el torso suavemente hacia ese lado para sentir un estiramiento en el costado derecho.

4. Mantén este estiramiento durante varios segundos, sin dejar de respirar profundamente.

5. Vuelve al centro, cambia la banda a la mano izquierda y repite el estiramiento.

Para la parte inferior del cuerpo, las bandas de resistencia te permiten trabajar los principales grupos musculares, como los glúteos, los cuádriceps, los isquiotibiales y la cara interna de los muslos, a fin de mejorar la fuerza para realizar las actividades cotidianas como caminar, levantarse de una silla y subir escaleras. Los ejercicios de flexibilidad como los que se indican a continuación son fundamentales:

Estiramiento de isquiotibiales

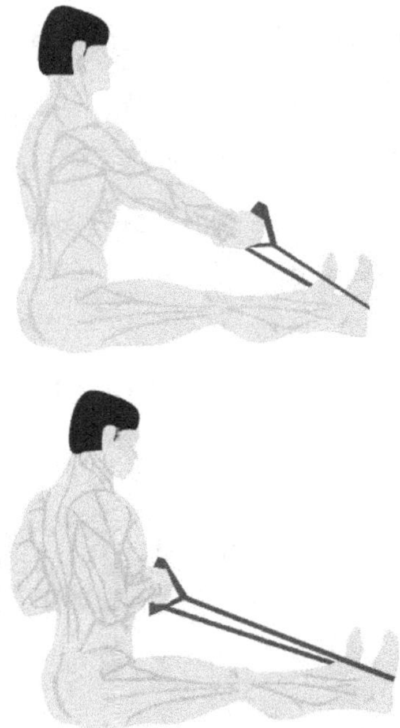

59. El estiramiento de los isquiotibiales. Fuente: https://cdn4.vectorstock.com/i/1000x1000/32/53/resistance-band-upper-back-row-exercise-vector-31253253.jpg

1. Siéntate en el suelo con ambas piernas extendidas frente a ti.

2. Coloca el centro de la banda de resistencia debajo de la bola de tu pie derecho.

3. Sujeta los extremos del elástico en cada mano.

4. Tira suavemente de la cinta hacia atrás para sentir un estiramiento en la parte posterior del muslo derecho.

5. Mantén esta posición durante unos segundos, respirando lenta y profundamente.

6. Suelta la pierna derecha y repite el estiramiento con la otra extremidad.

Estiramiento de la cara interna del muslo

1. Comienza sentado en el suelo con las plantas de los pies juntas y las rodillas bien abiertas.

2. Sujeta la banda de resistencia con ambas manos y envuelve el elástico alrededor de la parte exterior de los pies y las rodillas.

3. Presiónalas suavemente para abrirlas más con los codos y sentir un estiramiento de la cara interna de los muslos.

4. Mantén la posición durante un par de segundos, involucrando tu núcleo y sentándote erguido.

5. Suelta y repite.

Estiramiento de cadera acostado

1. Acuéstate boca arriba y envuelve con el centro de la banda el arco del pie derecho.

2. Estira suavemente la cadera derecha tirando de la banda en diagonal sobre el cuerpo.

3. Sostén el estiramiento durante varios segundos, conservando relajada la pierna que se mantiene de pie.

4. Suelta y repite el estiramiento en el lado izquierdo.

Estiramiento de cuádriceps arrodillado

1. Arrodíllate en el suelo sobre la rodilla izquierda.

2. Envuelve la banda alrededor de tu tobillo derecho.

3. Tira suavemente del talón derecho hacia los glúteos para sentir un estiramiento en la parte delantera del muslo.

4. Sostén la posición durante un par de segundos mientras mantienes el pecho levantado y el abdomen contraído.

5. Suelta, cambia de pierna y repite el estiramiento del cuádriceps izquierdo.

Capítulo 7: Personalización de los entrenamientos

Hasta ahora, el libro ha cubierto una amplia gama de ejercicios con bandas de resistencia. Este capítulo te muestra cómo aunarlo todo en rutinas personalizadas que se adapten a tu nivel de condición física y a tus objetivos.

En primer lugar, aquí exploraremos cómo adaptar el entrenamiento a tus necesidades individuales. Dependiendo de tus habilidades, te proporcionaremos opciones para modificar los movimientos y hacerlos más fáciles o más desafiantes. Necesitarás el nivel de resistencia adecuado para progresar con seguridad.

Analizaremos las progresiones y variaciones para que tus rutinas sigan siendo eficaces. A medida que te hagas más fuerte, descubrirás cómo avanzar a tensiones y ejercicios de banda más difíciles.

Con los consejos personalizados de este capítulo, podrás crear rutinas dirigidas a tus áreas problemáticas y mantener tus progresos.

Adaptando los ejercicios a tus necesidades

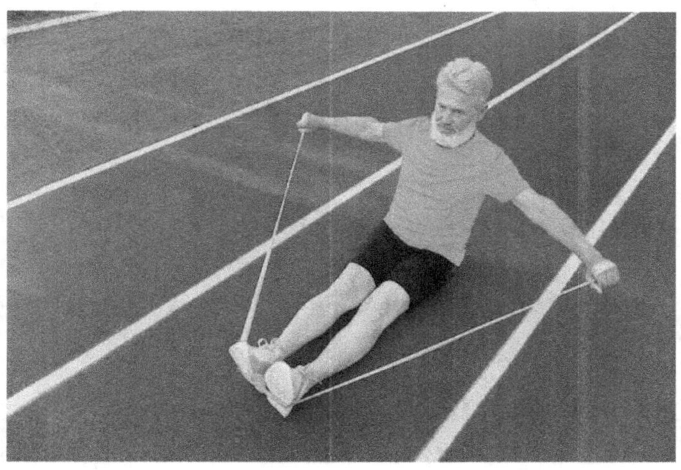

60. Personalizar los entrenamientos puede lograr que hacer ejercicio sea más cómodo. Fuente:https://www.pexels.com/photo/focused-aged-man-doing-exercise-with-strap-elastic-5067749/

Las bandas de resistencia son una fantástica opción de ejercicio para las personas mayores porque se ajustan a sus niveles de fuerza y movilidad. Pero toda esta versatilidad conlleva el reto de averiguar cómo adaptar eficazmente las rutinas con elásticos para satisfacer sus necesidades y capacidades específicas. La gran noticia es que hay muchas maneras de modificar los entrenamientos con banda elástica para hacerlos más factibles y cómodos para cada cuerpo. Esta sección discute cómo acomodar estas prácticas a todas las necesidades.

Elige los niveles de resistencia adecuados

La mayor ventaja de las bandas de resistencia es que puedes ajustarlas fácilmente la intensidad a tu fuerza y condición física. Sigue estos consejos:

- **Comienza con la resistencia más ligera:** Comienza con bandas más largas y ligeras que proporcionen menos tensión para dar tiempo a sus músculos a adaptarse al entrenamiento de fuerza.

- **Concéntrate en la posición:** La técnica y una buena postura son más importantes que la cantidad de resistencia que utilices. Mantén una buena alineación y control durante todos los movimientos.

- **Aumenta gradualmente la resistencia:** Pasa a usar bandas más pequeñas y gruesas solo cuando los ejercicios con las más ligeras te resulten muy fáciles. Aumenta la intensidad lentamente.

- **Escucha a tu cuerpo:** Opta por una resistencia menor si el uso de un elástico te causa dolor o te resulta difícil mantener la postura. No te precipites en la progresión.

- **Ajusta el estiramiento de la banda:** haz variaciones de cuánto estiras una banda para hacer los ejercicios más difíciles o más fáciles durante los entrenamientos. Más tirantez equivale a más tensión.

- **Utiliza varias bandas:** Suma bandas en los tobillos o muñecas para aumentar la resistencia una vez que te hayas acostumbrado a entrenar incrementando la fuerza.

- **Crea asimetrías:** Sujeta diferentes elásticos en cada mano para trabajar los músculos de forma desigual y aumentar el desafío.

- **Aumenta con el tiempo:** Un entrenamiento de fuerza adecuado se basa en la constancia a lo largo del tiempo. Sé paciente y sigue aumentando la resistencia de la banda gradualmente a medida que mejora tu condición física.

La clave está en elegir la cinta idónea, que te permita mantener una buena técnica y proporcione a tus músculos la resistencia adecuada para aumentar la fuerza con el tiempo.

Modifica los ejercicios para mayor comodidad y seguridad

A la hora de entrenar con bandas elásticas es importante escuchar a tu cuerpo y modificar los ejercicios para que te resulten más cómodos y seguros. No tengas miedo de hacer ajustes. He aquí algunos consejos útiles:

- Juega con la posición de los pies durante los ejercicios parado, ensanchando o estrechando la postura hasta que encuentres la postura que te facilite el equilibrio. Gira ligeramente los pies con los dedos hacia fuera o acercarlos puede también ayudar a estabilizar el cuerpo.

- Si no puedes completar toda la amplitud del movimiento de forma correcta, no te avergüences de modificar el ejercicio realizando repeticiones parciales dentro de una amplitud menor controlable. Incluso los movimientos pequeños son buenos para ti.

- Para los ejercicios difíciles de pie que te impiden mantener el equilibrio, agárrate a una silla resistente, a la pared o a la encimera para apoyarte. Reduce la tensión en músculos y articulaciones para mayor seguridad. No te avergüences de tener que sujetarte.

- Ve más despacio y enfócate en el control, trabajando una extremidad cada vez para gestionar mejor la tensión de la banda de resistencia. No hagas movimientos rápidos y bruscos que puedan tensar los músculos.

- Durante cada ejercicio, trabaja siempre los músculos del núcleo, contrayendo el abdomen inferior. La activación de los abdominales proporciona a la columna vertebral un apoyo y estabilidad cruciales para un entrenamiento más seguro y eficaz.

Adaptar los entrenamientos con bandas a los objetivos de fitness

Las bandas elásticas son útiles para algo más que el entrenamiento de fuerza. Puedes adaptar tus entrenamientos para centrarse en diferentes objetivos de fitness:

Para la resistencia cardiovascular

Los elásticos son una herramienta de entrenamiento extremadamente versátil que van más allá de los ejercicios de fuerza. Puedes ser creativo y adaptar tus rutinas con bandas para enfocarte en mejorar otros aspectos de tu condición física, como la resistencia cardiovascular.

Si tu objetivo es aumentar el ritmo cardíaco y mejorar el acondicionamiento cardiovascular, sus entrenamientos con bandas elásticas pueden ayudarte. Algunas formas estupendas de incluir más ejercicios cardiovasculares en sus sesiones con bandas de resistencia son:

- Realizar los ejercicios de fuerza ligeramente más rápido con menos descanso entre series y circuitos. Mantén una buena postura, acelera el tempo y muévete rítmica y sostenidamente para elevar tu ritmo cardiaco.

- Incorpora ejercicios que impliquen movimientos más amplios de todo el cuerpo, como: sentadillas, carreras con las rodillas en alto, saltos de tijera y *burpees*. Estas rutinas dinámicas multiarticulares aumentan el ritmo cardíaco.

- Añadir rutinas específicas de cardio con banda, como: pasos laterales, *"skaters"*, estocadas inversas con elevación de rodillas y saltos pliométricos. El elástico añade resistencia extra para que estos ejercicios cardiovasculares sean más desafiantes.

- Crear circuitos de ejercicios con banda que fluyan y no se detengan, con una transición fluida de un movimiento al siguiente para mantener elevado el ritmo cardíaco. Minimizar los periodos de descanso.

Para mejorar la flexibilidad

- Utiliza bandas de resistencia durante las rutinas de estiramiento para obtener una asistencia y un apoyo suaves. El elástico te permite profundizar en la distención de forma segura a la vez que trabaja los músculos objetivo. Empieza con una resistencia ligera y concéntrate en estirar lentamente en lugar de forzar el cuerpo.

- Estira los principales grupos musculares y articulaciones para conseguir una flexibilidad completa. Dedica tiempo a los ejercicios de distención en posición sentada y de pie que abran las caderas, los isquiotibiales, los pectorales, hombros, las zonas superior e inferior de la espalda y los músculos abdominales centrales.

- Concéntrate en ejecutar un rango completo de movimiento cuando tensiones mientras flexionas los músculos que estás estirando. Por ejemplo, al presionar los isquiotibiales sentado, flexiona el pie en la parte posterior del muslo mientras te inclinas hacia adelante desde las caderas para aumentar la sensación.

- Mantén los estiramientos durante al menos 30 segundos o más para dar tiempo a los músculos a liberar la tensión y estirarse. Recuerda, inhala y exhala de forma constante mientras estiras y evita contener la respiración, ya que puede limitar la flexibilidad.

Para mejorar el equilibrio y la estabilidad

- Los ejercicios con una sola extremidad, como las sentadillas a una sola pierna, las estocadas y las elevaciones laterales de piernas, obligan a activar los músculos estabilizadores al tiempo que favorecen el equilibrio. Ve despacio, mantén la postura adecuada y desciende solo lo que puedas controlar para fortalecer la parte inferior del cuerpo.

- Los ejercicios que requieren la estabilización del núcleo, como los *press* de hombros por encima de la cabeza, los movimientos de rotación y las rotaciones de tronco de pie con cable, ponen a prueba el equilibrio a la vez que entrenan varios grupos musculares. Empieza con pesos más ligeros si es necesario.

- Mejora el equilibrio general con caminatas laterales controladas, caminatas monstruo u otros ejercicios que desplacen el centro de gravedad. Concéntrese en dar pasos amplios con suavidad mientras mantiene el tronco contraído. Vaya despacio al principio.

La constancia y la progresión gradual son fundamentales para mejorar la flexibilidad y el equilibrio. Sé paciente, muévete con cuidado y trabaja dentro de tus límites para mejorar de manera segura la movilidad, la estabilidad y la comodidad durante las actividades cotidianas.

Escuchar a tu cuerpo y estar dispuesto a adaptar los ejercicios a tus necesidades y capacidades es clave para mantenerte seguro y obtener los mejores resultados de tus ejercicios con elásticos. Con las modificaciones adecuadas, las bandas de resistencia pueden ayudar a las personas mayores de cualquier nivel a ganar fuerza, flexibilidad y equilibrio.

Progresión y variación

Las bandas elásticas proporcionan un entrenamiento desafiante utilizando la resistencia corporal que se puede ajustar y así progresar fácilmente. Variar las rutinas mantiene los entrenamientos interesantes sin sobrecargar el cuerpo. Estos son algunos métodos clave con los que las personas mayores pueden añadir diversidad a sus programas de ejercicio con bandas de resistencia.

Desarrolla la fuerza gradualmente

Desarrollar la fuerza es un proceso gradual que requiere paciencia y constancia. Es importante no aumentar la resistencia demasiado rápido para evitar lesiones o sobreentrenamiento cuando se utilizan bandas de resistencia. En su lugar, adopta un enfoque gradual para permitir que los músculos se adapten a cada nivel.

Una estrategia eficaz consiste en aumentar las repeticiones con la misma banda antes de pasar al siguiente nivel de resistencia. Por ejemplo, empieza realizando un ejercicio 10 a

12 veces con una cinta ligera hasta que te canses. Concéntrate en mantener la postura perfecta a través de toda la cobertura. Una vez que puedas completar 12 movimientos de calidad, añade 1 o 2 más con la misma resistencia.

Continúa haciendo pequeños incrementos hasta que puedas realizar 15 repeticiones manteniendo una buena postura.

Solo entonces cambia la siguiente banda de resistencia por una más pesada y vuelve a bajar a 8 o 10 repeticiones. Permite que tus músculos se adapten al nuevo reto añadiendo gradualmente las veces que realizas el ejercicio en cada entrenamiento. Al cabo de unas semanas, llega a 12 o 15 movimientos de alta calidad con una resistencia mayor. Ahora, estarás listo para pasar a un elástico más grueso.

Esta progresión gradual utilizando la adición de repeticiones minimiza el riesgo de lesiones si comparamos con la opción de hacer cambios drásticos en la resistencia demasiado rápido. Pequeños logros conseguidos consistentemente a lo largo del tiempo conducen a un mayor desarrollo de la fuerza en general. Además, da tiempo a que las articulaciones y los tejidos conectivos se fortalezcan a medida que los músculos crecen en tamaño y capacidades.

Recuerda, toma un día de descanso entre los entrenamientos de los mismos grupos musculares para permitir una recuperación adecuada y la reconstrucción muscular. El desarrollo de la fuerza requiere romper los tejidos con el entrenamiento para luego fortalecerlos aún más. La constancia con este modelo de progresión gradual te ayudará a ganar vigor con las bandas mientras te mantienes sano y activo.

Ajuste del volumen y la frecuencia

Para poder avanzar en un programa de bandas de resistencia, aumentar gradualmente el número total de entrenamientos proporciona a los músculos un reto añadido. El volumen es el número de veces que realizas un ejercicio multiplicado por las series. Por ejemplo, 3 rondas de 10 repeticiones equivalen a 30.

Existen varias formas eficaces de aumentar el volumen. Un método es añadir más repeticiones antes del fallo dentro de las mismas series. Si puedes completar 3 rondas de 10 repeticiones de calidad, intenta aumentar a 3 series de 12 a 15 repeticiones en unas pocas semanas. Esto aumenta la carga de trabajo entre 5 y 10 repeticiones más por ejercicio.

Otro enfoque consiste en añadir una serie adicional una vez que se alcanzan mayor número de repeticiones en las rondas originales. Así, si 3 series de 12 repeticiones te parecen manejables, añade un cuarto circuito de 10 a 12 repeticiones. Ambas técnicas aplican más volumen para estimular progresos continuos.

Permite una recuperación suficiente entre sesiones, trabajando el mismo grupo muscular cuando aumente el volumen. Por ejemplo, 48 a 72 horas de descanso es lo ideal para evitar el sobreentrenamiento. Al comenzar un programa, es aconsejable empezar con una frecuencia de entrenamiento más baja, de 2 a 3 días a la semana para los grupos musculares más grandes.

Escucha a tu cuerpo y no vayas más rápido de lo que te permita tu capacidad de recuperación. La cantidad de ejercicio debe aumentarse gradualmente a lo largo de un mesociclo para gestionar la fatiga de forma segura. Ajusta primero la tensión de la banda antes de añadir un volumen sustancial. Encuentra el equilibrio correcto entre el volumen óptimo y la recuperación adecuada para progresar con seguridad a largo plazo.

Periodización para una progresión continua

La periodización es un enfoque cíclico planificado, para un progreso continuo. Varía en volumen, intensidad y frecuencia a lo largo de periodos establecidos para estresar el cuerpo de diferentes maneras mientras se controla la fatiga y el riesgo de lesiones.

Con las bandas de resistencia, la periodización puede comenzar con un mesociclo de 4 semanas de desarrollo de la fuerza utilizando repeticiones más bajas y una tensión mayor de la banda. Esta fase de hipertrofia tiene como objetivo aumentar el tamaño y la potencia muscular. Las siguientes 4 semanas podrían hacer hincapié en un mayor número de repeticiones con una resistencia moderada para desarrollar la fuerza muscular.

Cambiar el enfoque a un nuevo énfasis de entrenamiento cada 4 o 6 semanas proporciona un estímulo fresco antes de que se produzca la adaptación. Los músculos deben trabajar de nuevas formas en lugar de permanecer estáticos. Estos mesociclos pueden volverse progresivamente más exigentes a lo largo de un macrociclo que dure 6 meses o más.

La periodización requiere una manipulación estratégica de las variables de entrenamiento. Por ejemplo, aumentar el volumen añadiendo series o repeticiones durante varias semanas, y luego reducir la cantidad de movimientos, pero aumentar la intensidad mediante el progreso de la resistencia de la banda al comenzar el siguiente mesociclo. Añadir días de descanso o semanas de recuperación periódicamente permite al cuerpo recuperarse.

El diseño cuidadoso del programa utilizando los principios de entrenamiento periodizado proporciona una progresión añadida para las personas mayores a largo plazo. Evita los estancamientos mediante periodos planificados de variación. Trabajar estrechamente con un profesional de *fitness* para guiar la selección y programación de los ejercicios con elástico maximiza los resultados sostenibles.

Incorporación de ejercicios desafiantes

Aunque la sobrecarga progresiva de los músculos mediante el uso de bandas elásticas de mayor resistencia es eficaz, la incorporación de ejercicios multiarticulares que supongan un reto para el equilibrio y la coordinación es fundamental para desarrollar una forma física funcional. Estos movimientos compuestos incorporan varios grupos musculares grandes simultáneamente.

Ejercicios como: sentadillas, estocadas, peso muerto, flexiones, dominadas y remo obligan a controlar y estabilizar el cuerpo al tiempo que se trabaja dinámicamente el tronco. Mejora la movilidad, la postura y la resistencia a las lesiones en la vida diaria.

Empieza dominando los patrones de movimiento básicos, como sentadillas, bisagras y press, utilizando tanto las piernas como los brazos. Siéntete cómodo con la amplitud de movimiento y la activación muscular necesarias. A continuación, pruebe ejercicios más difíciles.

Por ejemplo, dominar primero las sentadillas a dos piernas te proporcionará una base antes de intentar las sentadillas pistola de una sola pierna, que requieren mayor estabilidad, flexibilidad y fuerza. O practica una flexión estándar antes de intentar una versión suspendida con mayor inestabilidad.

Lo bueno de las bandas de resistencia es que proporcionan adaptación en la fase superior del movimiento cuando te levantas o empujas, ayudando a realizar progresiones más intensas. Los elásticos añaden dificultad al momento de bajar o tirar hacia atrás.

Incluir cuidadosamente nuevos desafíos en las rutinas existentes romperá los estancamientos y creará una verdadera forma física funcional. Sin embargo, debes progresar a tu ritmo, dominando los fundamentos antes de intentar movimientos más complejos. Primero la calidad, luego la cantidad.

Entrenamiento con un calendario de progresión

Semana 1

- 2 series x 10 a 12 repeticiones.
- 30 a 45 segundos de descanso entre series.
- 2 sesiones semanales por grupo muscular.
- Banda de resistencia ligera.

Semana 2

- 3 series x 10 a12 repeticiones.
- 60 segundos de descanso entre series.
- 2 sesiones semanales por grupo muscular.
- Banda de resistencia ligera.

Semana 3

- 3 series x 12 a 15 repeticiones.

- 60 segundos de descanso entre series.

- 2 sesiones semanales por grupo muscular.

- Banda de resistencia moderada.

Semana 4

- 4 series x 12 a 15 repeticiones.

- 60 segundos de descanso entre series.

- 2 sesiones semanales por grupo muscular.

- Banda de resistencia moderada.

Incorporar variedad y entrenamiento neuromuscular

Variar los ejercicios mantiene el cuerpo en forma a la vez que reduce el esfuerzo repetitivo o el aburrimiento. He aquí algunas formas de añadir diversidad:

- **Cambios en el ritmo:** Variar el tempo del ejercicio aumenta eficazmente la intensidad y el compromiso neuromuscular. Prueba realizar movimientos de potencia en la fase de elevación o concéntrica y, a continuación, baja lentamente durante 3 a 5 segundos en la excéntrica. Este tiempo bajo tensión aumenta la resistencia muscular. También puedes hacer una breve pausa en la parte superior o inferior del rango de movimiento para maximizar la contracción.

- **Orden de los ejercicios:** Cambiar la secuencia de los ejercicios dirigidos a diferentes grupos musculares mantiene el cuerpo en forma. Por ejemplo, puedes empezar con movimientos de la parte inferior del cuerpo en una rutina y, a continuación, entrenar primero la parte superior en la siguiente sesión. Pasar de grandes movimientos compuestos a movimientos de aislamiento también proporciona variedad.

- **Entrenamiento unilateral:** El entrenamiento unilateral o ejercicios con un solo brazo y una sola pierna te obliga a enfocarte en el control y la coordinación del cuerpo. Ejercicios como: el remo con un brazo, las sentadillas divididas y las estocadas inversas mejoran la estabilidad del núcleo mientras trabajan de manera autónoma. Comienza con una resistencia ligera para dominar los patrones de movimiento.

- **Movimientos multiplanares**: Los ejercicios que involucran múltiples planos de acción añaden desafíos mientras se entrena el movimiento en ángulos reales. Los saltos, levantamientos y *press* en los planos diagonal, transversal y frontal te preparan para la aptitud funcional mucho más que los movimientos en el plano sagital.

- **Equilibrio/Propiocepción:** Incorpora ejercicios de pie o inestables, como los *press* supinos sobre un balón de estabilidad, que requieren equilibrio y firmeza articular. Dejar que los músculos se adapten a estas posiciones a lo largo de toda la cadena cinética favorece la propiocepción para prevenir lesiones.

Capítulo 8: Técnicas Avanzadas

En este capítulo, aprenderás técnicas avanzadas para llevar tu entrenamiento al siguiente nivel.

En primer lugar, explorarás formas de aumentar la intensidad de tus sesiones de ejercicios con bandas elásticas para desarrollar una gran fuerza y resistencia. Aprenderás a realizar rutinas con intervalos de mucha potencia para aumentar tu ritmo cardíaco y activar tus músculos.

A continuación, te explicaremos cómo utilizar los accesorios de las bandas de resistencia, como asas, lazos y anclajes. Estas herramientas te ofrecen más opciones de ejercicios y añaden desafíos al dirigirse a músculos y movimientos específicos con mayor precisión.

Te mostraremos ejercicios avanzados con elásticos que requieren una mayor coordinación, equilibrio y control. Si dominas estos movimientos dinámicos, mejorarás considerablemente tu forma física funcional.

Al final de este capítulo, dispondrás de un impresionante conjunto de técnicas avanzadas para llevar tu entrenamiento de resistencia al siguiente nivel.

Intensificar los entrenamientos

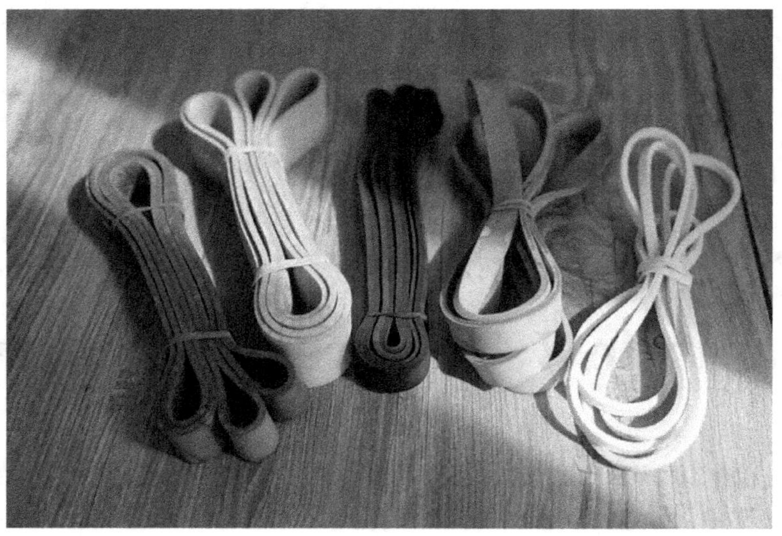

61. Las técnicas avanzadas pueden intensificar la fuerza de los ejercicios con bandas.
Fuente:https://pixabay.com/photos/resistance-bands-strength-training-6371695/

A continuación, se presentan técnicas avanzadas para progresar en los ejercicios con banda para intensificar la fuerza, la resistencia, la potencia y el acondicionamiento general:

Hacer hincapié en el control excéntrico y concéntrico

El tempo y el tiempo bajo tensión son las variables clave para intensificar el ejercicio de resistencia sin aumentar necesariamente la carga externa. Moverse a voluntad con control enfatiza el trabajo que deben realizar los músculos.

En la fase de descenso o excéntrica, cuenta de 3 a 5 segundos mientras extiendes un músculo a lo largo de toda su amplitud de movimiento. Permitir que la gravedad alargue los tejidos lentamente obliga a los músculos a contraerse de manera controlada. Por ejemplo, baja despacio en una sentadilla completa en lugar de hacerlo rápidamente.

En cambio, levanta o acorta los músculos de forma explosiva en la fase concéntrica, cuando ocurre la contracción muscular real. Al utilizar bandas, este estilo explosivo aprovecha el rebote elástico, para ayudar a levantarte de nuevo a través de un punto de atascamiento. Pero debes mantener la estabilidad y la alineación durante la elevación rápida.

Además, haz una pausa de 1 a 2 segundos en la posición final contraída o estirada de cualquier ejercicio. Estas pausas isométricas obligan a los músculos objetivo a trabajar más para estabilizar y sostener el cuerpo en posiciones articulares vulnerables.

Independientemente de la velocidad, el tempo o el tiempo bajo carga, mantén una postura y una respiración adecuadas. Apresurar las repeticiones para ahorrar tiempo socava los beneficios. Aumentar el tiempo en cada fase ayuda a fatigar los músculos sin añadir resistencia externa.

Incorporar movimientos unilaterales y multiplanares

Los movimientos unilaterales, como las estocadas, remo con un solo brazo y el peso muerto con una pierna, obligan a estabilizar el núcleo mientras trabajas un lado a la vez. Esto desarrolla la coordinación al tiempo que elimina los desequilibrios de fuerza entre los lados.

Dado que los movimientos con un solo brazo y una sola pierna suponen un reto para la estabilidad, utiliza inicialmente una resistencia más ligera para dominar la técnica. La carga unilateral a menudo se siente más que en las versiones bilaterales, ya que el peso no se reparte entre las dos extremidades. Muévete lentamente con control.

Los ejercicios que implican movimientos diagonales, transversales y frontales son más funcionales para la vida diaria que los ejercicios sagitales, como las sentadillas y los *press*. Cortar, levantar y empujar en diferentes ángulos compromete más fibras musculares de manera única.

Los movimientos de rotación, como los giros rusos, los press Paloff y los cortes con cable, mejoran la capacidad de resistir la rotación, lo que mejora la salud de la columna vertebral. El núcleo debe aguantar el impulso en todas las direcciones. Empieza con poca resistencia, enfocándote en la mecánica.

Someter el cuerpo a diversas tensiones mejora la movilidad, el equilibrio, la fuerza y la potencia de un modo que no es posible con los levantamientos básicos de ida y vuelta, como los *curls* o las extensiones. Pero debes dominar la postura y control adecuados antes de intentar movimientos multiplanares desconocidos con carga. Progresa lentamente, pero sigue desafiando al cuerpo.

Incremento de la frecuencia cardíaca con periodos de descanso reducidos

Acortar los intervalos de descanso eleva el ritmo cardíaco y la intensidad general del entrenamiento de forma eficaz. Limitar el tiempo de inactividad entre series y ejercicios le obliga a trabajar más duro a medida que se acumula la fatiga.

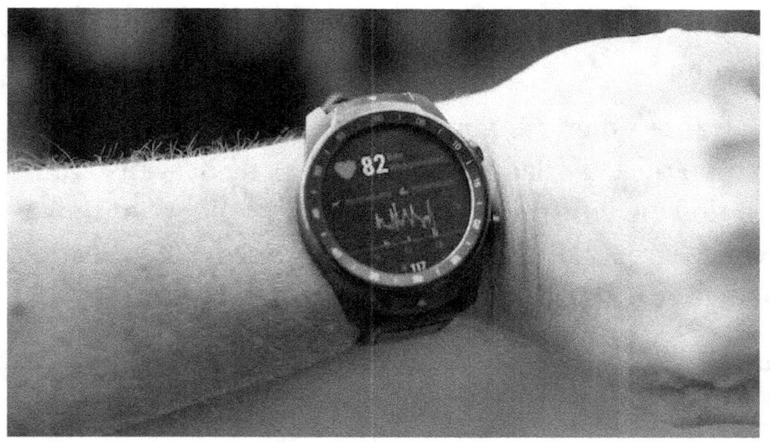

62. La reducción del tiempo de descanso aumenta la frecuencia cardiaca. Fuente: https://www.pexels.com/photo/person-wearing-a-heart-rate-monitor-smartwatch-4679246/

Reducir el descanso a 30 o 45 segundos entre series restringe el tiempo de recuperación de los músculos antes de volver a ejercitarlos. Además, aumenta la exigencia al sistema cardiovascular para que aporte oxígeno y elimine los residuos metabólicos.

Muévete con fluidez entre ejercicios, dirigiéndote a diferentes partes del cuerpo para mantener el pulso elevado. Por ejemplo, pasa de las sentadillas a las flexiones y a los remos sin descanso adicional. Mantén un tiempo de trabajo real elevado y periodos de descanso cortos y activos.

Mantener un movimiento constante con un mínimo de tiempo sentado o de pie maximiza la quema de calorías durante la sesión. La fatiga acumulada obliga al corazón a bombear a mayor velocidad para alimentar los músculos trabajados.

Esta mejora en la condición metabólica proporciona beneficios cardiovasculares a la vez que quema más grasa corporal. Utiliza la resistencia adecuada. La postura y la técnica no deben fallar debido a la fatiga. Controle sus niveles de esfuerzo y mantén los periodos de descanso breves pero suficientes.

Durante un entrenamiento con banda, cuanto mayor sea el tiempo de actividad frente al tiempo de descanso, mayores serán los beneficios potenciales. Pero no disminuyas los descansos entre series intensas, porque socavarás las ganancias de fuerza. Encuentra el equilibrio óptimo.

Progresiones y técnicas avanzadas de ejercicios

Continúa avanzando en los ejercicios con variaciones más desafiantes o utilizando herramientas que proporcionen inestabilidad para evitar estancamientos. Después de dominar los ejercicios tradicionales, prueba versiones unilaterales como las sentadillas divididas en lugar de las regulares, o los *press* de pecho con un solo brazo en lugar de usar los dos.

La disminución de la estabilidad hace trabajar mucho más el núcleo y los estabilizadores auxiliares para mantener la forma y el equilibrio. Si te sientes cómodo con las variaciones más sencillas, pasar a estos ejercicios con una sola extremidad o de pie marca una mejora y un hito en tus niveles de condición física.

Además, incorpora a tus rutinas equipos como: pelotas de ejercicio, entrenadores de suspensión o discos deslizantes. Realizar *press*, remos o sentadillas con estos elementos aumenta el equilibrio y el control requerido en las superficies estables. Los músculos se sintonizan para mantener la postura.

Probar nuevos ejercicios forzando al cuerpo a moverse de forma poco habitual aumenta la activación neuromuscular y el desarrollo de habilidades. Movimientos como los *press* de suelo, los *pull-overs* y los levantamientos rotacionales estresan los músculos de forma diferente.

El aprendizaje de nuevas técnicas garantiza que nunca se obtenga el mismo estímulo durante demasiado tiempo. Sin embargo, debes dominar la postura a intensidades más bajas antes de agregar bandas de resistencia. No progreses demasiado rápido sobrepasando tu capacidad.

La variedad es clave para la adaptación a largo plazo y el desarrollo de habilidades. La progresión de la selección de ejercicios, herramientas y variaciones proporciona formas integradas de intensificar los entrenamientos con elásticos. Recuerda, progresa gradualmente a su ritmo.

Incorporación de circuitos metabólicos desafiantes

Los circuitos metabólicos de entrenamiento de resistencia son una forma eficiente de maximizar la quema de grasa y el acondicionamiento con bandas elásticas. Estos intervalos de alta intensidad hacen la transición de manera fluida entre ejercicios, apuntando a diferentes patrones de movimiento y músculos con un descanso mínimo.

Combina 4 a 6 ejercicios corporales en un circuito fluido, como: flexiones de brazos, remos, estocadas inversas, rotaciones y *pull-aparts* con banda. Realízalos consecutivamente con 15 a 30 segundos de descanso entre los movimientos para mantener elevado el ritmo cardíaco.

Los ejercicios complementarios en secuencia permiten que ciertos grupos musculares se recuperen brevemente mientras se trabaja en otros. Por ejemplo, sigue con un ejercicio de empuje superior a un movimiento de tracción inferior. A continuación, haz una transición de un entrenamiento piernas individuales antes o de núcleo antes de volver a la parte superior del cuerpo.

Moverse rítmicamente entre ejercicios desafía simultáneamente los sistemas muscular y cardiovascular. Repite el circuito completo de 2 a 4 veces en función de tu condición física y de la intensidad seleccionada.

Elije siempre la resistencia adecuada. Algo de fatiga está bien, pero la forma no debe romperse por completo. Mantén un ritmo adecuado para trabajar duro sin perder el control. Una técnica adecuada evita lesiones.

Con una inversión de tiempo mínima, estos circuitos metabólicos dinámicos proporcionan un entrenamiento completo con una sola rutina. Maximizan el gasto energético para la pérdida de peso al tiempo que mejoran la resistencia muscular y cardiovascular.

Control de la intensidad a través del esfuerzo percibido

En lugar de basarte en parámetros externos aleatorios, escucha las señales de tu cuerpo para medir la intensidad del entrenamiento de forma adecuada. Valora el esfuerzo percibido en una escala del 1 al 10, siendo 1 el descanso y 10 el agotamiento.

Intenta conseguir una intensidad estimulante pero sostenible, preferiblemente de 6 a 8 en la escala para la mayoría de los ejercicios con elásticos. El peso o la resistencia deben parecer moderadamente difíciles en las últimas repeticiones, pero no imposibles de completar con la postura adecuada.

La "prueba del habla" también es una guía útil para determinar la intensidad. Debes poder hablar coherentemente durante los ejercicios, pero no sentirte tan cómodo que puedas cantar, porque que requiere más oxígeno. La potencia será demasiado alta si no puedes articular unas pocas palabras sin jadear fuertemente.

Detecta cuándo tus músculos empiezan a cansarse, la respiración se vuelve más rápida y se comienza a sudar ligeramente, éstas son señales más importantes que alcanzar determinadas zonas de frecuencia cardiaca, velocidades o niveles de potencia. El esfuerzo subjetivo percibido ayuda a optimizar el estímulo al tiempo que minimiza el riesgo de lesiones.

Por supuesto, conserva la intensidad dentro de tus objetivos generales y capacidades físicas. En el entrenamiento por intervalos, los atletas de competición y las personas más entrenadas pueden soportar mayores niveles de esfuerzo que el común de la gente. La potencia debe adecuarse a cada individuo.

Aprende a leer las señales de tu cuerpo en lugar de obsesionarte con los números. Esto te permitirá ajustar la intensidad en cada momento para maximizar los beneficios mientras entrenas de forma responsable.

Permitir una recuperación adecuada para promover la adaptación

Proporciona a los músculos una recuperación adecuada entre sesiones intensas de entrenamiento con bandas. Para los grupos musculares más grandes 48 a 72 horas de descanso promueven la reparación adecuada del tejido, la síntesis de proteínas musculares y las ganancias de fuerza. Programa sesiones sencillas de cardio, movilidad o estiramientos en los días de descanso. De forma periódica, dedica unos días de respiro cada 4 o 6 semanas para permitir que el cuerpo se regenere y compense.

El estado mental adecuado para intensificar los entrenamientos

Enfrentar los entrenamientos más desafiantes con la mentalidad y la actitud adecuadas garantiza que mantengas la motivación en lugar del sentimiento de derrota. He aquí algunas estrategias mentales clave:

- Enfócate en tus progresos más que en la perfección. Los pequeños logros se acumulan con el tiempo.

- Aprovecha la satisfacción del esfuerzo duro.

- La incomodidad significa que estás expandiendo tus límites.

- La técnica de tensión es lo primero antes de buscar levantar más peso o hacer más repeticiones.

- Calidad antes que cantidad.

- Recuerda que unos días te sentirás mejor que otros, así que sé flexible.

- No te compares con los demás.

- Celebra tus progresos.

- Mantén una actitud positiva, sabiendo que tus esfuerzos benefician tu salud y estado físico.

Incorporar accesorios a las bandas de resistencia

Añadir accesorios a los ejercicios básicos con bandas de resistencia puede mejorar los entrenamientos de las personas mayores de varias maneras.

Elementos como manijas, correas y anclajes permiten una mayor variedad de ejercicios y un incremento en la resistencia. El uso cuidadoso de estas herramientas reduce la tensión en las muñecas y las articulaciones. He aquí cómo incorporar eficazmente los accesorios de las bandas elásticas para optimizar los programas de entrenamiento de resistencia para personas mayores:

1. Manijas

Las manijas de las bandas de resistencia son sencillas pero eficaces para mejorar los entrenamientos para personas mayores. Al agarrar las asas fijadas a los elásticos en lugar de sujetarlos directamente, los adultos pueden trabajar más músculos de la parte superior del cuerpo con mayor comodidad. Estos implementos están disponibles en numerosos estilos para adaptarse a diferentes necesidades. Muchos son acolchados o con bucles ajustables para sujetar con seguridad una o varias bandas simultáneamente. Las empuñaduras ergonómicas se adaptan a las manos y facilitan un entrenamiento antideslizante y sin dolor. Otras permiten subir o bajar rápidamente el nivel de resistencia con un simple movimiento de muñeca. Posibilitan a las personas mayores ponerse a prueba a medida que su condición física aumenta de forma progresiva.

Al sostener las empuñaduras acolchadas se ejercitan más músculos estabilizadores de los brazos, los hombros y la parte superior de la espalda, que cuando sujetas bandas de resistencia normales. Cuando se toman las bandas solas, las manos y los antebrazos se cansan más rápidamente. Las manijas permiten a las personas mayores mantener una buena postura al redistribuir el esfuerzo entre músculos adicionales como los bíceps, los deltoides y la parte superior de la espalda. Aumenta el desarrollo de la fuerza y esculpe el tono de brazos y hombros.

El uso de asas también es beneficioso porque reduce la tensión en las muñecas, una preocupación importante para los deportistas de edad avanzada. Con el tiempo, la resistencia a la tracción de las bandas planas puede hiperextender las muñecas provocando dolor en las articulaciones. El uso de las empuñaduras adecuadas elimina esta presión haciendo que el entrenamiento resulte más cómodo. Los adultos mayores con artritis o sensibilidad general en las muñecas encuentran que el uso de estos implementos es mucho más manejable.

Los mayores pueden realizar una mayor variedad de ejercicios de brazo de pie y sentados con bandas de resistencia con manijas. *Curl* de bíceps, elevaciones laterales, remos verticales y *press* frontal son algunos de los movimientos dirigidos a los músculos clave de la parte superior del cuerpo. Las asas permiten a las personas mayores realizar varias repeticiones con menos fatiga y molestias articulares. Proporcionan un agarre seguro, lo que facilita mantener una técnica adecuada a medida que se gana fuerza.

2. Anclajes

Las bandas deben estar firmemente ancladas a un punto fijo para realizar correctamente muchos ejercicios. Este anclaje es el que crea la tensión adecuada en la banda para proporcionar resistencia a los músculos. Se suelen utilizar agarres improvisados en casa, como postes resistentes, patas de muebles o puertas cerradas. Sin embargo, aquellos que son especializados para bandas de resistencia ofrecen a los mayores ventajas únicas en cuanto a comodidad y seguridad.

Los anclajes portátiles para puertas proporcionan una conexión de agarre más fiable, de modo que las bandas permanecen firmemente en su sitio sin soltarse durante los entrenamientos. Los elásticos sueltos pueden zafarse inesperadamente, pero los anclajes seguros evitan ese tipo de accidentes, incluso durante potentes movimientos de tracción. Aquellos que se ajustan a la parte superior de las puertas son más resistentes que los que intentan introducir las cintas en las rendijas de las puertas cerradas.

Los anclajes con múltiples bucles o clavijas integradas organizan las bandas de forma ordenada a medida que aumenta la fuerza. Permiten a las personas mayores cambiar rápidamente de cinta para progresar en los ejercicios o trabajar diferentes grupos musculares. Los elásticos codificados por colores facilitan la identificación y selección de la banda de resistencia adecuada. Todo permanece desenredado y al alcance del brazo para entrenamientos eficientes.

Las anclas compactas y ligeras son prácticas para las personas mayores que viajan con frecuencia. Los agarres portátiles ocupan poco espacio en una maleta o bolsa de mano. Los adultos mayores pueden instalarlas en habitaciones de hotel u otros lugares para mantener su rutina habitual de entrenamiento de resistencia mientras están fuera de casa.

Con los elásticos firmemente anclados, las personas mayores pueden realizar ejercicios para la parte inferior del cuerpo como: sentadillas, estocadas y patadas de pie, y movimientos para la parte superior del cuerpo como: remos, *press* y elevaciones laterales. El punto de anclaje proporciona una palanca fija contra la que las personas de edad avanzada pueden empujar o tirar para aumentar la intensidad y la resistencia del ejercicio. Ayuda a fortalecer los principales grupos musculares de la parte inferior y superior del cuerpo.

Los agarres permiten a los mayores realizar rangos completos de movimiento con la técnica y la tensión adecuadas.

3. Correas

Añadir correas de resistencia a los ejercicios con bandas es excelente para que las personas mayores trabajen los músculos de la parte inferior del cuerpo. Éstos implementos pueden colocarse firmemente alrededor de los pies o los tobillos para crear fuerza adicional en los ejercicios de piernas y glúteos. El empleo adecuado de las correas determinará qué grupos musculares se trabajan más.

Cuando se enrollan las correas alrededor del arco del pie el esfuerzo se centra más en los glúteos y los isquiotibiales. Cuanto más atrás se sujete est5e implemento al pie, más se enfatizarán las nalgas. Colocar el cinto cerca de los tobillos fortalece los cuádriceps y los gemelos.

Las personas mayores deben empezar con correas de resistencia ligera para activar los músculos estabilizadores más pequeños Esta parte el cuerpo es importante para el equilibrio y la estabilidad articular. Para los mayores con limitaciones en las caderas o las rodillas, la colocación de bandas en el mediopié permite realizar ejercicios de piernas sentado, lo que a su vez posibilita entrenar las extremidades sin comprometer la estabilidad.

Con los pies o los tobillos atados, las personas de edad pueden realizar movimientos de la parte inferior del cuerpo como: sentadillas, patadas traseras, caminatas de cangrejo y abducciones de piernas de pie. Las correas añaden resistencia para moldear y fortalecer mejor los glúteos, cuádriceps, isquiotibiales y cara interna de los muslos. Esto tonifica la parte inferior del cuerpo para ayudar a la movilidad, mejorar la postura y prevenir caídas.

4. Discos deslizantes

Incluir discos deslizantes en tus rutinas con bandas de resistencia añade nuevos y divertidos elementos de equilibrio al entrenamiento. Colocados bajo los pies o las manos permiten movimientos horizontales de deslizamiento por el suelo. Esta acción dinámica fuerza una mayor activación muscular, ya que éstos implementos aumentan la resistencia lateral.

No obstante, las personas mayores deben tomar precauciones de seguridad al ejercitarse con discos deslizantes. El uso de calcetines adherentes y la permanencia en superficies con una fricción mínima evitan los resbalones. Ancle bien las bandas de resistencia para evitar que se zafen repentinamente al incorporar movimientos de deslizamiento.

Al realizar estocadas laterales, patinadores y sentadillas laterales con discos, la parte externa de los muslos y las caderas trabajan más. Favorecen una amplitud de movimiento completa a la vez que aumentan la resistencia de los grandes grupos musculares de la parte inferior del cuerpo.

Estas herramientas también pueden integrarse en movimientos de la parte superior del cuerpo, como planchas, flexiones y escaladas. Los discos aumentan la exigencia sobre el núcleo, los hombros y los brazos al requerir estabilidad y control durante el deslizamiento. Mejoran la condición física funcional, de modo que se fortalecen los músculos clave que sustentan el equilibrio y la movilidad.

5. Cinturones acolchados

Los cinturones elásticos son un accesorio útil para trabajar los músculos de la cadera y los muslos. éstos se ciñen firmemente alrededor de la cintura o las caderas y actúan como punto de anclaje para las bandas. Ayudan en los ejercicios de pie, fortaleciendo los abductores en esta parte del cuerpo, la zona externa de los muslos y los cuádriceps.

Busca cinturones acolchados de tamaño ajustable y con costuras reforzadas para mayor durabilidad. Los más blandos son más cómodos, mientras que las hebillas deslizantes ajustables se adaptan a pequeñas fluctuaciones en el tamaño de la cintura. Dale prioridad a los cinturones con anillas, lazos o ganchos resistentes para sujetar con seguridad las bandas elásticas.

Las personas mayores con problemas de espalda deben consultar a un fisioterapeuta antes de utilizar cinturones de resistencia. Comienza con bandas ligeras para perfeccionar la postura, luego aumenta lentamente la intensidad de la resistencia a medida que mejoras tu fuerza. La forma correcta, el compromiso abdominal y los movimientos controlados son fundamentales.

Con las bandas ancladas al cinturón, las personas mayores pueden realizar movimientos como jalones de abductores de pie, caminatas laterales, en cuclillas y caminatas de cangrejo. El cinto permite que las bandas de resistencia ejerciten adecuadamente los glúteos, los cuádriceps y los muslos internos y externos en posición de parado. Desarrolla la fuerza de la parte inferior del cuerpo para favorecer la movilidad.

Además de fortalecer las piernas, los cinturones con bandas de resistencia obligan a los mayores a trabajar los músculos del núcleo y a mantener una postura correcta. Los cinturones proporcionan una sutil biorretroalimentación para que te mantengas erguido y se activen los abdominales. Esto tiene beneficios adicionales para el equilibrio, la salud de la espalda y la prevención de caídas.

Capítulo 9: Mantenerse seguro y libre de lesiones

En este punto de tu entrenamiento con bandas de resistencia, mantenerte sano y evitar lesiones es clave para progresar. Este libro establece las pautas que te ayudarán a ejercitarte de forma segura y a mantener tu condición física a largo plazo.

En primer lugar, el capítulo cubre los errores comunes que debes evitar cuando se utilizan las bandas elásticas, como la mala postura, el sobreentrenamiento y el uso incorrecto de estas herramientas. Aprender a corregir estos desaciertos te permitirá seguir entrenando con seguridad.

Aquí también se exploran consejos proactivos para cuidar tus articulaciones y músculos a medida que avanzas. El objetivo es proporcionarte los conocimientos necesarios para no lesionarte y sacar el máximo partido a tus entrenamientos. Ya has trabajado duro. Por eso, te garantizamos que podrás seguir entrenando con resistencia de forma segura. Al final de este capítulo, desarrollarás tu capacidad de recuperación y mantendrás las ganancias de condición física por las que has trabajado tan duro.

Errores comunes que debes evitar

Las bandas de resistencia ofrecen a las personas mayores formas sencillas y eficaces de entrenar la fuerza en casa. Los elásticos ofrecen niveles de resistencia de ligeros a fuertes mediante ejercicios básicos con el peso corporal. Las rutinas resistencia proporcionan inmensos beneficios a las personas mayores, como el aumento del vigor, movilidad, la densidad ósea y la prevención de caídas cuando se realizan correctamente.

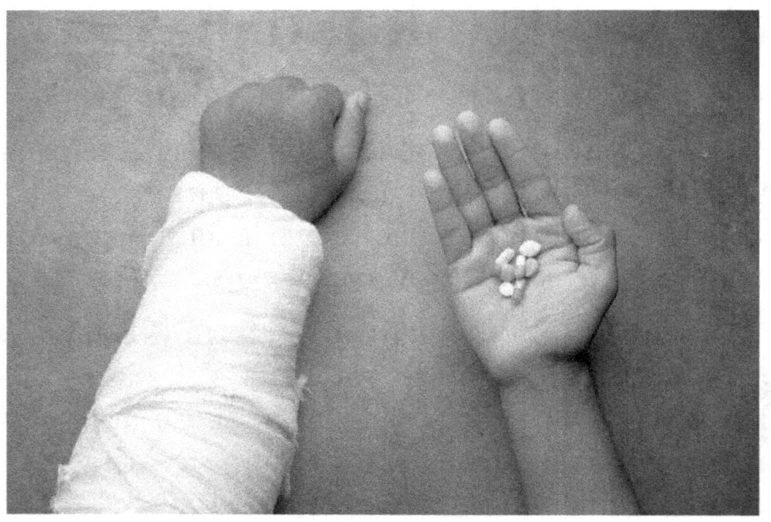

63. Los errores pueden provocar lesiones.

64. Fuente: https://unsplash.com/photos/person-holding-babys-hand-YgONpSF3Q28?utm_content=creditShareLink&utm_medium=refe rral&utm_source=unsplash

Sin embargo, existen algunos errores comunes que las personas mayores deben evitar al realizar ejercicios con bandas de resistencia. Una postura incorrecta, demasiada resistencia, un anclaje deficiente y un calentamiento insuficiente pueden socavar los resultados y provocar lesiones. Ser consciente de estos desaciertos potenciales ayuda a la gente de edad avanzada a maximizar las ventajas de las rutinas con elásticos a la vez que se ejercitan de forma segura.

1. Elegir bandas con demasiada resistencia

Al comenzar un programa de entrenamiento con bandas elásticas, muchas personas mayores ambiciosas cometen el error de seleccionar cintas con niveles de resistencia demasiado exigentes. Los elásticos vienen en una amplia gama de intensidades, desde una firmeza muy ligera hasta una extremadamente pesada. Escoger la más resistente y de aspecto más duro desde el principio es tentador. Sin embargo, la gente de edad debe elegir herramientas más suaves, para principiantes, cuando se embarquen por primera vez en las rutinas de fuerza.

Las bandas de resistencia pesadas para ejercicios avanzados pueden forzar los músculos y articulaciones envejecidas, provocando lesiones si se utilizan prematuramente. Empezar con demasiada fuerza a menudo hace que los adultos mayores compensen con una mala postura y un impulso deficientes para completar las repeticiones. Este error socava la efectividad y crea patrones de movimiento peligrosos. Incluso los mayores activos y en buenas condiciones para el ejercicio cardiovascular deberían iniciar el entrenamiento de resistencia con bandas ligeras.

Al empezar, dominar una forma y técnica excelentes mientras se construye la base de fuerza, debe tener prioridad sobre la intensidad. Las bandas de resistencia ligeras y moderadas permiten a las personas mayores hacer esto manteniendo el control y la estabilidad. Los adultos pueden sentirse cohibidos al empezar con elásticos de color rosa y amarillo muy suaves y de aspecto "enclenque". Pero con éstas se logra un manejo seguro y movimientos a partir de los cuales progresar.

Si se intentan ejercicios avanzados como estocadas o flexiones con bandas pesadas demasiado pronto, se corre el riesgo de desgarrar los músculos o dañar los tendones. Si la cinta saca a los mayores repentinamente de la alineación adecuada, es probable que suponga un reto. Aumenta los niveles de resistencia gradualmente después de haber adquirido competencia y fuerza. Aquellos que tengan prisa por intensificar la firmeza corren el riesgo de sufrir dolor y lesiones, así que sé conservador y paciente a la hora de elegir las bandas iniciales.

2. Calentamiento insuficiente

Muchas personas mayores ansiosas por comenzar sus rutinas con bandas de resistencia cometen el error de no calentar adecuadamente antes de empezar. Una activación adecuada es una preparación crucial antes de cualquier régimen de entrenamiento de fuerza.

Un calentamiento dinámico de al menos 5 a 10 minutos de duración debería ser la regla para las personas mayores antes de utilizar las bandas de resistencia. La actividad cardiovascular ligera aumenta el flujo sanguíneo a los músculos. Mover las articulaciones con fluidez a través de rangos completos de movimiento, como flexiones de codos y rodillas, las lubrica mejorando su movilidad. Además, el uso de bandas o tubos de resistencia ligeros activa suavemente los músculos.

Los ejercicios de calentamiento con una resistencia mínima ayudan a preparar el sistema neuromuscular. Las series de 10 a 15 repeticiones con bandas de resistencia más fáciles engañan al cuerpo y a la mente para que esperen actividad. Aumenta la concentración y la alineación antes de las rutinas más pesadas. Un acondicionamiento insuficiente lleva a músculos más tensos, un rango de movimiento restringido y una potencia comprometida.

Un estiramiento dinámico adecuado afloja los tejidos conjuntivos, eleva el ritmo cardíaco y la temperatura corporal, preparando mentalmente a los mayores para los retos del entrenamiento que les esperan. La potencia explosiva y la resistencia muscular aumentan en comparación con un inicio en frío. Un precalentamiento insuficiente aumenta el riesgo de lesiones, como las distensiones musculares provocadas por un impacto súbito. Los calentamientos dinámicos constantes mejoran el rendimiento y la seguridad.

3. Forma incorrecta del ejercicio

Muchas personas mayores que hacen ejercicio con bandas elásticas cometen el error de priorizar objetivos como la velocidad, las repeticiones y los circuitos por encima de la forma adecuada. La postura a menudo se ve afectada en el intento de mantener un ritmo intenso o completar altos volúmenes. Sin embargo, la técnica y la alineación correctas y siempre ser prioridad en el entrenamiento de resistencia.

La firmeza del elástico aplica una presión añadida sobre las articulaciones y los músculos. La mala postura se amplifica y puede provocar distensiones o desgarros. Deben evitarse errores comunes de forma como arquear excesivamente la zona lumbar, inclinar la cabeza hacia delante o girar los hombros peligrosamente.

Los movimientos controlados y precisos son la clave, aunque se completen menos repeticiones. Fortalecer los abdominales, mantener los movimientos alineados y abstenerse de usar el impulso mejoran los resultados y protegen las articulaciones envejecidas. Realizar las repeticiones apresuradamente y sin tener en cuenta la forma suele provocar lesiones.

Las bandas de resistencia permiten realizar ciertas modificaciones para adaptarlas a las personas mayores con limitaciones. Pero no es aconsejable comprometer los principios básicos de la postura. La salud de la columna vertebral debe respaldarse en una posición neutra del cuello, la espalda media y la pelvis.

4. No activar los músculos del centro

Muchas personas mayores no ejercitan completamente los músculos estabilizadores del núcleo cuando realizan ejercicios con bandas de resistencia. Esto reduce los beneficios potenciales y puede provocar tensiones en la espalda con el tiempo. Hacer de la activación de los músculos centrales una prioridad en el entrenamiento con bandas, mejora los resultados y la protección de la columna vertebral.

Los músculos centrales proporcionan una estabilización esencial de la columna durante los ejercicios de pie como sentadillas, *press* y remo. Una mala activación del núcleo durante las rutinas con bandas tensa la espalda ya que los elásticos sacan las articulaciones de una posición segura sin unos abdominales activados.

Pega conscientemente el ombligo hacia la columna para trabajar los músculos profundos del núcleo. Indicaciones como "sube la cremallera" te ayudarán a recordar que debes activar estos músculos posturales. La activación de los glúteos mantiene la neutralidad pélvica para la salud de la zona lumbar, y mantener los hombros anchos y hacia abajo activa los estabilizadores escapulares.

El refuerzo riguroso del centro transfiere la fuerza de los grandes grupos musculares a las bandas de forma más eficaz.

Los músculos centrales activos ayudan a mantener el equilibrio durante los movimientos unilaterales o de pie. Haz que el trabajo del núcleo sea una prioridad antes de realizar las repeticiones.

5. Anclaje inadecuado de las bandas

Muchas personas mayores hacen ejercicio con bandas de resistencia ancladas a los muebles o a las puertas de sus casas. Estos agarres improvisados son a menudo inseguros y se aflojan durante el entrenamiento, haciendo que los elásticos se devuelvan inesperadamente hacia los usuarios. Invertir en un sistema de anclaje específico para bandas elásticas mejora en gran medida la seguridad.

Confiar en agarres como puertas cerradas, patas de mesa o mosquetones puede fallar. Suelen soltarse, las bandas se deslizan por las grietas o la fricción cede por el uso repetido. Una liberación repentina de las cintas puede hacer que las personas mayores pierdan el equilibrio, aumentando las caídas. Si los elásticos no están bien sujetos, se devolverán con fuerza, aumentando el riesgo de lesiones.

Los agarres portátiles de alta calidad para puertas que utilizan correas reforzadas aumentan la seguridad para sujetar tus bandas. Algunos sistemas tienen dos puntos de anclaje a cada lado del elástico para proporcionar estabilidad en todo el rango de movimiento. Los seguros avanzados con conexiones giratorias ofrecen mayor seguridad si el usuario pierde la sujeción de las cintas a mitad del ejercicio.

Un anclaje adecuado de las bandas de resistencia brinda a los adultos mayores más confianza a la vez que les permite maximizar los beneficios del ejercicio. Los agarres firmes proporcionan una resistencia fija para una activación muscular más completa, así que, compara las opciones para encontrar seguros con una instalación sencilla pero una durabilidad de calidad industrial. Protege tu seguridad y mejora el entrenamiento de resistencia en casa con anclajes fuertes para tus elásticos.

6. Bandas superpuestas

Muchas personas mayores cometen el error de pasar las bandas de resistencia pesadas alrededor de sus pies u hombros cuando hacen ejercicio. Sin embargo, esto restringe la circulación y debe evitarse. Los elásticos demasiado ajustados pueden entumecer los dedos de manos y pies y provocar una mala mecánica del ejercicio.

Las bandas enrolladas completamente sobre el pie o los hombros presionan los tendones con movimientos repetidos. Esto reduce el flujo sanguíneo y provoca hormigueo o entumecimiento en los miembros. Además, las cintas que se colocan completamente sobre las articulaciones limitan el rango de movimiento al impedir que las articulaciones se muevan a través de extensiones y contracciones completas.

En su lugar, las personas mayores deben anclar las bandas firmemente debajo de la parte media del pie para los ejercicios de la parte inferior del cuerpo. Las correas acolchadas para los tobillos son otra opción que dispersa la presión. Las empuñaduras y los manguitos distribuyen uniformemente la tensión para los movimientos del tren superior, evitando la constricción y permitiendo un movimiento más completo.

Presta mucha atención a síntomas como hormigueo, entumecimiento o "adormecimiento" de las extremidades cuando utilices bandas elásticas. Estos síntomas indican una constricción que requiere un ajuste inmediato. Evita a toda costa envolver completamente las articulaciones con las cintas.

7. Contener la respiración

Muchas personas mayores retienen inconscientemente la respiración cuando realizan esfuerzos con las bandas de resistencia. Sin embargo, esto puede aumentar peligrosamente la presión arterial y debe evitarse. Recuerda, respira constantemente, incluso durante las repeticiones más exigentes.

Contener la respiración suele ocurrir cuando se realizan repeticiones difíciles y se hace un mayor esfuerzo contra la resistencia. Sin embargo, esto hace que la presión arterial aumente de forma peligrosa, ya que el corazón se esfuerza por bombear contra las vías respiratorias cerradas. Haz un esfuerzo consciente para exhalar durante la fase de esfuerzo e inhalar al volver.

Si no puedes respirar con facilidad durante todo el movimiento, es porque el nivel de resistencia es demasiado alto. Continuar las series aguantando la respiración supone un esfuerzo excesivo para el corazón. Las personas mayores con problemas cardíacos o de tensión arterial preexistentes deben tener especial cuidado.

Mantén las repeticiones controladas y respira rítmicamente incluso cuando la resistencia de la banda se intensifique. Evita aguantar la respiración hasta el punto de marearte o aturdirte. El entrenamiento de resistencia no debe parecer una carrera de velocidad. Debes esperar una respiración más difícil, pero evites contenerla.

8. Recuperación insuficiente entre entrenamientos

Muchas personas mayores ambiciosas cometen el error de sobreentrenarse al no dejar suficiente tiempo de recuperación entre las sesiones con bandas de resistencia. Sin embargo, un descanso adecuado es crucial para mejorar la fuerza muscular. Evita ejercitar los mismos músculos en días consecutivos.

El sobreentrenamiento socava los resultados al no dar a los músculos la pausa necesaria para regenerarse y adaptarse. Para optimizar las ganancias de fuerza es necesario un equilibrio entre el esfuerzo muscular y la recuperación. Trabaja diferentes grupos musculares principales en cada sesión y tómate al menos un día de descanso completo a la semana.

Programa ejercicios para el tren superior, inferior y central del cuerpo en diferentes sesiones espaciadas entre sí. Dejar pasar un par de días antes de repetir los mismos músculos evita la sobrecarga. Además, ajusta el volumen y la intensidad si persisten las molestias musculares durante varios días.

Los mayores construyen fuerza y masa muscular durante los días de descanso cuando hacen ejercicio. La recuperación permite la síntesis de proteínas y la reconstrucción de los músculos. El entrenamiento de resistencia con una recuperación inadecuada conduce a la frustración y al estancamiento, así que sé paciente y practica el acondicionamiento físico con un descanso adecuado.

Manejo de la salud articular y muscular

Es importante que las personas mayores controlen adecuadamente la salud articular y muscular cuando realicen estos ejercicios para evitar lesiones. A continuación, te ofrecemos un resumen detallado de las consideraciones relativas a la salud de las articulaciones y los músculos de los adultos mayores que realizan ejercicios con bandas de resistencia.

Comprender los cambios relacionados con la edad

A medida que envejeces, tus músculos y articulaciones experimentan cambios naturales e inevitables, lo que hace que el ejercicio sea más desafiante y precario. La masa muscular y la fuerza del músculo disminuyen notablemente, sobre todo a partir de los 50 años.

Las articulaciones del cuerpo tienden a volverse más rígidas, menos flexibles, y con más desgaste por décadas de uso. A medida que los adultos mayores envejecen, estos cambios y transformaciones provocan que deban hacerse ajustes y modificaciones en los programas de ejercicio para adaptarlos a la disminución de sus capacidades.

Es necesario realizar las variaciones adecuadas en las rutinas de ejercicio teniendo en cuenta la reducción de la masa muscular y la flexibilidad de las articulaciones. Si no se ajustan a estos cambios corporales relacionados con la edad, los programas de ejercicio pueden volverse peligrosos al sobreesforzar los músculos y las articulaciones.

Cambios musculares

Con la edad, los músculos pierden tamaño y número de fibras. Esta pérdida de masa muscular se denomina sarcopenia. Menos músculo significa menos fuerza para realizar las actividades diarias. Además, se vuelven menos eficientes a la hora de producir energía para el movimiento. Estos factores aumentan el riesgo de caídas y lesiones.

Cambios en las articulaciones

El cartílago, el tejido suave y resbaladizo que recubre y protege la superficie de las articulaciones, se desgasta y deteriora gradualmente con la edad. Esta degradación provoca rigidez articular, dolor y una reducción de la flexibilidad y la amplitud de movimiento.

La inflamación dentro de los espacios articulares aumenta con la edad, agravando y exacerbando los síntomas articulares. Las articulaciones de las personas de edad avanzada tienen menor capacidad para absorber los golpes y el impacto del ejercicio y los movimientos cotidianos. Por lo tanto, son más vulnerables a las lesiones, como distensiones, esguinces, desgarros y sobrecarga general derivada de la actividad física.

El deterioro del cartílago articular y la elevada inflamación disminuyen la resistencia innata de las articulaciones y predisponen a los mayores a sufrir dolorosas lesiones articulares. Para evitar daños, éstos deben ser conscientes de las señales de dolor en estas partes del cuerpo, utilizar la postura correcta, moverse en toda la amplitud de movimiento y permitir un descanso y una recuperación adecuados entre las sesiones de ejercicio. Proteger la salud de las articulaciones mejora la calidad de vida de las personas mayores.

Para tener en cuenta los cambios físicos relacionados con la edad, los entrenamientos con bandas de resistencia son ideales y de bajo impacto.

1. Comienza con una resistencia baja

Una resistencia pesada sobrecarga los músculos y las articulaciones. Los principiantes deben empezar con bandas de resistencia más ligeras y avanzar con precaución. Nunca hagas ejercicio con dolor en las articulaciones.

2. Enfócate en la amplitud completa de movimiento

Evita posturas que compriman o torsionen en exceso las articulaciones. Muévete en un rango de movimiento cómodo, manteniendo el control. Un movimiento completo favorece la movilidad.

3. Adopta una postura y alineación adecuadas

Una postura correcta reduce el riesgo de lesiones y garantiza un trabajo eficaz de los músculos. Mantén una posición neutra de la columna vertebral activando los músculos del núcleo. Muévete lentamente. No fuerces las articulaciones en su posición.

4. Permite la recuperación

Los músculos que envejecen necesitan más tiempo para recuperarse entre los entrenamientos, así que programa días de descanso entre las sesiones. Considera una resistencia más ligera o rutinas más cortas si persisten las molestias musculares.

5. Incluye ejercicios de equilibrio

La estabilidad disminuye con la edad, lo que aumenta las caídas. Las rutinas de ejercicio deben incluir balanceos de piernas de pie, pasos laterales y elevaciones de dedos y talones. Ten un apoyo cerca si lo necesitas.

Control de articulaciones y músculos específicos

Para evitar lesiones, ciertas articulaciones y grupos musculares merecen especial atención y consideración cuando la gente de edad hace ejercicio con bandas de resistencia.

1. **Hombros:** Las articulaciones de los hombros y los músculos que los rodean son vulnerables a las

distensiones y los desgarros a medida que se envejece. Las personas mayores deben evitar los estiramientos excesivos por encima de la cabeza durante los ejercicios de resistencia, que pueden irritar los músculos del manguito rotador. Controla siempre el movimiento al ejecutar *press* de hombros, remos y rotaciones.

2. **Codos:** La articulación del codo y sus tendones corren un mayor riesgo de sufrir inflamación dolorosa y tendinitis por el uso excesivo con bandas de ejercicios. Mantén las muñecas rectas y los codos pegados al cuerpo, no hacia fuera durante los *curls* de bíceps y las extensiones de tríceps. No hiperextiendas las articulaciones.

3. **Muñecas:** Las muñecas se vuelven propensas al síndrome del túnel carpiano y a la artrosis con la edad. Limite la flexión excesiva hacia atrás o la torsión durante el ejercicio. Elije una posición neutra de la muñeca al sostener las bandas, y considera el uso de muñequeras o soportes de ser necesario.

4. **Espalda baja:** La columna vertebral y los músculos de la espalda son más susceptibles a la degeneración discal, nervios comprimidos y las distensiones musculares dolorosas con la edad. Mantén una alineación neutra de la zona lumbar, sin arquearla ni redondearla. Refuerza el núcleo durante las sentadillas, las elevaciones de peso muerto y los tirones o remos resistidos.

5. **Rodillas:** Las articulaciones en esta parte del cuerpo suelen padecer artrosis y son vulnerables a las roturas de ligamentos a medida que se envejece.

Realiza todos los ejercicios de piernas con una amplitud de movimiento cómoda, sin forzar ni bloquear las rodillas hacia adelante. Evita el dolor sin sobrepasar tus límites de flexibilidad.

6. **Tobillos y pies:** Estas articulaciones pierden progresivamente la movilidad y flexibilidad con la edad. Elige un rango de movimiento y una posición para que los ejercicios de tobillos y pies no sometan a las articulaciones a un esfuerzo excesivo. Practica rutinas sentado para descargar el peso sobre los tobillos si es necesario.

7. **Músculos centrales:** Los músculos del núcleo son esenciales para el equilibrio, la postura, el apoyo de la espalda y la estabilidad durante el ejercicio y la actividad diaria. Incluye movimientos como planchas, abdominales y flexiones laterales. Aumenta gradualmente la fuerza del tronco. No te excedas al principio.

8. **Caderas:** Las articulaciones de la cadera y los músculos que las rodean deben ejercitarse para mantener la movilidad, evitando estiramientos excesivos o sobreesfuerzos. Mantén las rodillas por encima de los tobillos en los movimientos de pie. Evita las molestias en las caderas limitando los movimientos excesivos de piernas de delante hacia atrás o de lado a lado.

9. **Pecho:** Los músculos pectorales pueden fortalecerse de forma segura con *press* de pecho con resistencia. Evita la compresión de los hombros manteniendo los codos por debajo de éstos y no extendiendo demasiado las

articulaciones. Mantén un pequeño arco en la parte inferior de la espalda activando el núcleo.

10. **Isquiotibiales:** Este vulnerable grupo muscular de la parte posterior de los muslos es susceptible de sufrir distensiones y rigidez con la edad. Estíralos bien. Realiza flexiones con suavidad, sin flexionar demasiado las rodillas. Limita la resistencia y la amplitud de movimiento para evitar lesiones.

Capítulo 10: Estilo de vida y nutrición

Las elecciones de estilo de vida y nutrición tienen un impacto significativo en el mantenimiento de los objetivos de acondicionamiento físico a largo plazo. Este capítulo ofrece consejos dietéticos y de forma de vida adaptados a las personas mayores para complementar sus entrenamientos.

En primer lugar, se proporcionan pautas de nutrición enfocadas en alimentar tus entrenamientos y apoyar tu salud en general. Aprenderás a estructurar tu dieta para imprimirle energía a tus rutinas, desarrollar masa muscular magra y satisfacer las necesidades cambiantes de tu cuerpo. Aquí se habla de los nutrientes clave para favorecer la densidad ósea, la salud de las articulaciones y la función inmunitaria.

Se trata de la integración del ejercicio físico en la vida diaria de la gente de tercera edad. El objetivo es proporcionar las herramientas necesarias para maximizar la funcionalidad y calidad de vida a través de hábitos y elecciones nutricionales inteligentes. De este modo, mantendrás tu cuerpo funcionando y sintiéndote bien mientras practicas el entrenamiento de resistencia para disfrutar de una salud duradera.

Consejos de nutrición para personas mayores

Una correcta nutrición es esencial para los adultos mayores que entrenan activamente la fuerza con bandas elásticas. Una dieta adecuada proporciona energía para los ejercicios, estimula el desarrollo muscular y favorece la salud de las articulaciones. Esta sección ofrece consejos nutricionales adaptados a las personas mayores que entrenan con bandas de resistencia en las siguientes áreas:

1. Obtener suficientes proteínas

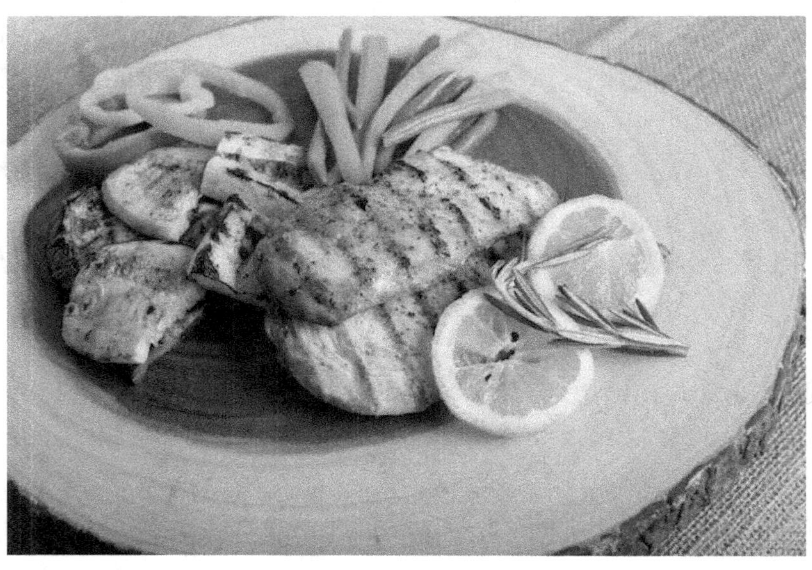

65. Las proteínas son necesarias para las personas mayores. Fuente: https://unsplash.com/photos/cooked-dish-mjcJoFFgdWI?utm_content=creditShareLink&utm_medium=refer ral&utm_source=unsplash

El consumo adecuado de proteínas es de vital importancia para los mayores que entrenan con elásticos, ya que les permite construir y reparar las fibras musculares que se rompen durante los ejercicios de resistencia. Las personas de edad avanzada tienen una necesidad especialmente elevada de alimentar las células, sobre todo para combatir la sarcopenia, la pérdida de masa muscular y fuerza relacionada con la edad. Sin suficientes proteínas en tu dieta, corres el riesgo de perder el músculo que te esfuerzas por desarrollar.

¿Cuánta proteína?

La ingesta diaria de proteínas recomendada para las personas mayores que entrenan con resistencia es de 0,5 a 0,7 gramos por kilo de tu peso corporal. Para un adulto mayor que pesa 70 kilos, esto equivale a 75 a 100 gramos de proteína por día. Lo ideal es distribuir su ingesta uniformemente a lo largo del día entre las comidas principales y los tentempiés, en lugar de consumirlas de una sola vez. Repartirla significa que los músculos recibirán un aporte constante. Debido a la sarcopenia, los adultos mayores necesitan proteínas en el extremo superior del rango.

Alimentos con proteínas de alta calidad

Algunas fuentes alimenticias, como los huevos, son excelentes fuentes de proteínas de alta calidad, las aves de corral como el pollo y el pavo, los pescados grasos como el salmón y el atún, el yogur griego y otros productos lácteos, los porotos, los frutos secos como las almendras y las nueces, y los alimentos de soya como el tofu y el edamame.

Los suplementos proteínicos en polvo a base de suero de leche y caseína también pueden ayudar a los mayores a alcanzar sus objetivos diarios de ingesta de proteínas si tienen problemas para comer suficientes alimentos integrales, lo cual es habitual.

Momento adecuado para consumir proteína

Se recomienda consumir proteínas antes y después de los entrenamientos de resistencia para proveer a los músculos. Las personas mayores deben ingerir entre 20 y 30 gramos de proteína en una comida o tentempié en los 30 minutos posteriores al ejercicio para así maximizar la reparación y el desarrollo muscular. Entre las buenas opciones de alimento para después del ejercicio se incluyen un batido de yogur griego con frutos rojos o un sándwich de pavo. Consumirlos antes del entrenamiento también es beneficioso. Apunta a 20 gramos aproximadamente una hora antes de la rutina de fuerza para proporcionar aminoácidos a tus músculos durante la sesión.

2. Consumir suficientes calorías

El entrenamiento de resistencia aumenta significativamente las necesidades calóricas y energéticas de la gente mayor. Cuando no se consumen suficientes calorías para satisfacer estas necesidades adicionales, el cuerpo se ve obligado a descomponer el tejido muscular para usarlo como combustible, anulando el propósito del ejercicio. Para favorecer el desarrollo muscular, los mayores que entrenan activamente la fuerza deben:

- Aumentar su ingesta calórica habitual en aproximadamente un 15% los días de entrenamiento con bandas de resistencia. Por ejemplo, si una persona mayor ingiere normalmente 1.600 calorías al día, debe intentar consumir unas 1.840 calorías.

- Consumir 200 a 300 calorías adicionales los días que no entrena para tener en cuenta el aumento del tejido muscular y del metabolismo.

- Procurar obtener estas calorías adicionales de alimentos integrales ricos en nutrientes en lugar de fuentes vacías como: refrescos, caramelos y papas fritas. Las calorías de calidad procedentes de grasas saludables, carbohidratos complejos y proteínas impulsarán adecuadamente los entrenamientos.

Si aumentas la grasa no deseada, puedes reducir ligeramente el total de calorías manteniendo un consumo elevado de proteínas. Reducirlas drásticamente conduce a la pérdida de músculo, por lo que se debe procurar un aumento moderado de las mismas para apoyar el entrenamiento de resistencia. Consultar con un dietista te ayudará a calcular la cantidad adecuada de calorías que necesitas.

3. Mantenerse hidratado

El tejido muscular está compuesto por un 75% de agua, lo que pone de relieve el papel clave de la hidratación en la salud y el funcionamiento de los músculos. No beber lo suficiente y deshidratarse puede dificultar considerablemente el rendimiento y la recuperación del entrenamiento de resistencia.

Ingesta diaria de líquidos

Las personas mayores deben beber al menos 8 tazas de líquidos sin cafeína ni alcohol al día como base general para mantener una buena hidratación. En los días de ejercicio de resistencia, su ingesta debe aumentarse de 10 a 12 vasos, para reemplazar la pérdida adicional de líquido por el sudor.

Hidratación durante los entrenamientos

La hidratación adecuada durante las sesiones de entrenamiento es crucial. Intenta beber de ½ a 1 vaso de agua cada 15 o 20 minutos mientras realizas ejercicio activo para reponer continuamente la pérdida de líquidos por el sudor.

Bebe agua antes, durante varias veces y después de terminar el entrenamiento con bandas elásticas. Una hidratación adecuada ayudará a los mayores a completar más repeticiones.

Control de la hidratación

Prestar atención al color de la orina es una forma sencilla de medir el estado de hidratación diario. Por lo general, si es de color amarillo pálido a transparente indica una ingesta de líquidos adecuada. Si es de color amarillo oscuro y olor acre suele indicar deshidratación y la necesidad de beber más agua. Las personas mayores deben estar atentas a otros signos de deshidratación como: dolor de cabeza, calambres, mareos y fatiga durante los entrenamientos y la vida cotidiana. Mantenerse bien hidratado reduce el riesgo de lesiones y favorece los beneficios de las rutinas de resistencia.

4. Vitaminas y minerales

Varios micronutrientes clave son especialmente importantes para las personas mayores que realizan entrenamiento de resistencia, ya que favorecen la salud de los músculos, los huesos y las articulaciones.

- **Calcio y vitamina D:** El calcio y la vitamina D son fundamentales para mantener la densidad y la fuerza óseas, favoreciendo las contracciones musculares. El yogur, la leche, las verduras de hoja verde como las espinacas y el pescado graso son buenas fuentes alimenticias. Muchas personas mayores también necesitan suplementos de vitamina D3 para garantizar una ingesta adecuada para la salud ósea y muscular.

- **Vitamina C:** La vitamina C ayuda al organismo a producir colágeno y cartílago para mantener sanas las superficies articulares. Tiene propiedades antioxidantes que reducen el daño inflamatorio. Los cítricos, el brócoli, los pimientos, las fresas y el kiwi ofrecen vitamina C.

- **Hierro:** El hierro permite al organismo producir hemoglobina, la proteína de los glóbulos rojos que transporta oxígeno a los músculos en funcionamiento. Un nivel adecuado de este mineral previene la anemia y la fatiga asociada a ella. Se encuentra en la carne roja, las aves, los mariscos, las espinacas, frutos secos, los porotos y cereales integrales enriquecidos con este elemento.

- **Magnesio y zinc:** El magnesio y el zinc son fundamentales para las contracciones musculares y la síntesis de proteínas. Los frutos secos, las semillas, porotos, mariscos, el yogur, los pescados grasos, palta, garbanzos, la avena y las semillas de calabaza son fuentes excelentes.

- **Omega-3:** Los ácidos grasos antiinflamatorios omega-3 EPA y DHA favorecen la salud de las articulaciones, el corazón y el cerebro. Los pescados grasos como el salmón y las sardinas, las nueces, las semillas de lino y las semillas de chía son buenas fuentes.

Consumir estas vitaminas y minerales a través de alimentos o suplementos de calidad puede proporcionar a las personas mayores nutrientes clave para ayudar a maximizar los beneficios del entrenamiento de resistencia.

5. Potenciar los entrenamientos con carbohidratos

Los carbohidratos son esenciales para energizar a las personas mayores en sus sesiones de entrenamiento de resistencia y para potenciar los ejercicios. Los adultos que entrenan con fuerza suelen necesitar entre 3 y 5 gramos de carbohidratos por kilo de peso corporal al día para satisfacer sus mayores necesidades energéticas. Es fundamental obtener estos carbohidratos de fuentes ricas en nutrientes y fibra para mantener la energía.

- **Frutas y verduras:** Las frutas, verduras, vitaminas esenciales, minerales, fibra y antioxidantes proporcionan carbohidratos para apoyar el entrenamiento. Intenta consumir entre 8 y 10 raciones al día.

- **Cereales integrales:** Las fuentes de carbohidratos integrales como la avena, la quinoa, el arroz integral, el pan de trigo integral y la pasta proporcionan energía constante y duradera y fibra para satisfacerte. Elige cereales 100% integrales en lugar de los refinados.

- **Verduras con almidón**: Las verduras con almidón, como las papas, los boniatos, arvejas, calabaza, las zanahorias y el maíz, son hidratos de carbono que aportan energía en los entrenamientos. Consume una variedad de colores.

- **Carbohidratos preentrenamiento:** Consumir un tentempié que contenga carbohidratos 30 a 60 minutos antes de las sesiones de resistencia puede maximizar la energía y el rendimiento. Buenas opciones son la avena con fruta, una tostada de pan integral con palta o un plátano con mantequilla de maní.

Centrarse en fuentes de carbohidratos saciantes y ricos en fibra proporcionan a los adultos mayores una energía sostenida para las sesiones de resistencia sin picos ni caídas de azúcar en sangre. Con un combustible adecuado lograremos un entrenamiento más productivo.

6. Apoyo a las articulaciones y el tejido conjuntivo

El estrés repetitivo del entrenamiento de resistencia puede afectar a la salud de las articulaciones. Consumir nutrientes que apoyen las articulaciones y los tejidos conectivos puede ayudar a mantenerlas flexibles y resistentes.

- **Colágeno:** El colágeno es la principal proteína estructural de los tejidos conectivos como tendones y ligamentos. El consumo de caldo de huesos rico en esta sustancia o de suplementos de colágeno hidrolizado puede proporcionar los componentes básicos para reforzar esta red de tejido conjuntivo y soportar el estrés del entrenamiento.

- **Glucosamina y condroitina:** La glucosamina y la condroitina son compuestos que se encuentran de forma natural en el cartílago sano. Los suplementos con estos nutrientes pueden ayudar a reparar y fortalecer el tejido dañado. Las pruebas son contradictorias, pero hay quien encuentra alivio al dolor articular.

- **Antioxidantes:** Las frutas y verduras de colores, el chocolate negro, el té verde y el vino tinto contienen antioxidantes que combaten la inflamación y el daño causado por los radicales libres en las articulaciones y los tejidos debido al entrenamiento de resistencia. Los frutos rojos, el zumo de cerezas ácidas, los cítricos y las verduras de hoja verde son buenas fuentes de estos compuestos.

Los mayores podrían considerar otros nutrientes beneficiosos para las articulaciones, como los ácidos grasos omega-3 del aceite de pescado, la curcumina de la cúrcuma y los insaponificables de la soya y palta (ASU). Una dieta rica en antiinflamatorios naturales puede ayudar a mantener resistentes las articulaciones de la gente de la tercera edad.

7. Evitar hábitos contraproducentes

- **Saltarse comidas:** Este mal hábito provoca grandes brechas en la ingesta de energía, nutrientes y proteínas, lo que hace que el cuerpo descomponga el tejido muscular para obtener combustible, algo contraproducente para desarrollar fuerza. Los mayores deben procurar comer con regularidad, aproximadamente cada 3 a 4 horas, para mantener la energía y alimentar continuamente a los músculos. Desayuna una hora después de despertarte para reponer fuerzas tras el ayuno nocturno.

- **Consumir azúcar en exceso:** Aunque el azúcar sabe bien, comer dulces y postres en exceso puede disparar el azúcar en sangre y aumentar la inflamación en el organismo, lo que puede ralentizar la recuperación del ejercicio. Limita los azúcares añadidos evitando los refrescos, los dulces, helados y los productos horneados. En su lugar, elige fruta fresca, yogur natural y cereales integrales como la avena y la quinoa para obtener carbohidratos y dulzura. Las vitaminas y antioxidantes de los alimentos naturales contrarrestan la inflamación.

- **Restringir demasiado las calorías:** Reducir las calorías de forma demasiado agresiva a diario disminuirá la energía y las proteínas disponibles para los ejercicios de resistencia intensos y podría provocar la degradación muscular. Una restricción leve de 100 a 200 calorías puede ayudar a las personas mayores a perder grasa conservando la masa muscular. Pero un déficit demasiado pronunciado perjudicará el entrenamiento. Determina el nivel calórico mínimo necesario para cubrir tus actividades y redúcelo ligeramente para perder grasa.

- **Omitir el combustible previo al entrenamiento:** Nunca realices un entrenamiento de resistencia con el estómago vacío a primera hora de la mañana. La falta de proteínas, carbohidratos e hidratación provocará una disminución de la energía, la fuerza y la resistencia durante la sesión. Toma siempre una comida o tentempié preentrenamiento con proteínas, carbohidratos y líquidos al menos una hora antes para que los músculos tengan el combustible adecuado. Una pieza de fruta y un batido de proteínas son una opción fácil.

- **Hidratación insuficiente**: La deshidratación crónica afecta la resistencia física y la fuerza, aumentando potencialmente el dolor articular y la susceptibilidad a distenciones o tirones. Convierte la hidratación en un hábito diario bebiendo agua y otros líquidos incluso cuando no tengas sed. Lleva una botella de agua como recordatorio. Una hidratación adecuada te proporciona energía para los ejercicios, ayuda a la recuperación muscular y mantiene amortiguadas las articulaciones.

Integra el acondicionamiento físico en tu vida diaria

Aunque un programa de entrenamiento adecuado constituye la base, las personas mayores también deben integrar el acondicionamiento físico general en sus hábitos y rutinas de vida diarios para amplificar y maximizar los beneficios. Los ejercicios de resistencia no pueden funcionar por sí solos. Es fundamental apoyar factores de un estilo de vida saludable, como mantenerse activo a diario, gestionar el descanso y la recuperación, y reducir el estrés. Las personas mayores que realizan entrenamientos con bandas de resistencia pueden utilizar las siguientes técnicas para incorporar plenamente el *fitness* a su vida diaria:

Convierte los paseos en un hábito diario

Hacer de los paseos un hábito diario es una de las cosas más importantes que los mayores pueden hacer por su salud y bienestar. Intenta caminar entre 30 a 60 minutos al día para obtener todos los beneficios. Empieza con paseos cortos de 15 o 30 minutos y aumenta gradualmente. Lo mejor es caminar a un ritmo relajado y cómodo. El objetivo no es la velocidad, sino la constancia.

Caminar a diario mejora la condición cardiovascular y mantiene sanos el corazón y los pulmones. Estimula la circulación sanguínea, llevando oxígeno y nutrientes a los órganos y tejidos.

Caminar con peso ayuda a mantener la densidad mineral ósea, previniendo la osteoporosis. Otro beneficio es la absorción de vitamina D gracias a la exposición segura al sol mientras se camina al aire libre.

Más allá de las ventajas físicas, los paseos mejoran la salud mental al reducir la ansiedad y la depresión. Mejoran el estado de ánimo gracias a la liberación de endorfinas. Establecer este hábito de caminar a diario requiere dedicación, pero las recompensas son abundantes.

Camina a paso ligero durante 30 a 60 minutos en terreno llano. A continuación, incluye colinas suaves o superficies inclinadas una o dos veces por semana para mejorar la condición física cardiovascular una vez que se haya construido una base sólida. Andar es un ejercicio accesible y adaptable que los adultos pueden disfrutar todos los días.

Toma descansos regulares

Estar inmóvil durante períodos prolongados puede ser perjudicial para la salud, por lo que las personas mayores deben tomar descansos regularmente para moverse a lo largo de la jornada. En los días sin entrenamiento de resistencia, intenta realizar pausas de movimiento de 5 a 10 minutos cada hora cuando permanezcas sentado durante períodos prolongados.

Durante estas breves pausas, algunas actividades útiles son marchar en el mismo sitio para estimular el corazón, hacer sentadillas con el peso del cuerpo para activar las piernas, sentarse y levantarse repetidamente para fortalecer el tren inferior y subir y bajar escaleras rápidamente para mantener la movilidad. Estos sencillos movimientos ayudan a activar los músculos y hacen que la sangre fluya para nutrir las articulaciones.

Marchar en el sitio puede hacerse junto a una silla. Levanta las rodillas y bombea los brazos para aumentar el ritmo cardíaco. Las sentadillas con el peso del cuerpo fortalecen las piernas sin equipamiento. Haz como si te sentaras en un asiento y te volvieras a levantar.

Sentarse y levantarse fortalece las piernas. Siéntate completamente y, a continuación, activa los músculos de las piernas para levantarte utilizando la fuerza del tren inferior en lugar del impulso de la parte superior. Los descansos regulares de entre 5 y 10 minutos evitan que los músculos y las articulaciones se contraigan y se tensen al permanecer sentado durante periodos prolongados. Mantenerse activo durante todo el día mantiene a las personas mayores móviles, fuertes y sanas.

Realiza un ejercicio ligero

Hacer un entrenamiento de resistencia intenso varias veces a la semana está muy bien, pero también lo está incluir ejercicios ligeros en las jornadas de descanso para una recuperación activa. En los días entre sesiones de fuerza, practica actividades más ligeras como estiramientos, yoga suave, ciclismo recreativo, Tai Chi y calistenia básica. Los estiramientos ayudan a mejorar la flexibilidad y la movilidad, enfócate en las caderas, la espalda, los hombros y los isquiotibiales.

El yoga suave proporciona beneficios similares con un enfoque mente-cuerpo. Prueba posturas y secuencias sencillas para personas mayores. El ciclismo recreativo es una opción de cardio de bajo impacto, elige paseos cortos cerca de casa. El Tai Chi incorpora movimientos fluidos con un elemento meditativo. Los ejercicios calisténicos básicos, como giro de hombros, rotaciones de cuello y círculos de brazos, movilizan las articulaciones. La clave es mantener una intensidad baja.

Estas rutinas más ligeras favorecen la circulación sanguínea, lo que ayuda a transportar nutrientes para reparar los músculos después de intensas sesiones de entrenamiento de resistencia, sin sobrecargar el cuerpo. Proporcionan un descanso mental y ayudan a enfocarse, concentrarse, mejorar el estado de ánimo y controlar el estrés o la ansiedad. Escucha las señales de fatiga de tu cuerpo. El objetivo es la recuperación activa mediante movimientos ligeros que complementen los ejercicios de fuerza más duros.

Aprovecha las tareas domésticas y de jardinería

Las tareas domésticas y de jardinería pueden parecer mundanas, pero ofrecen grandes oportunidades de acondicionamiento físico funcional para las personas mayores. Actividades como: barrer el suelo, fregar los platos, lavar la ropa, ordenar, trabajar en el jardín, rastrillar las hojas o cortar el césped implican la participación de muchos grupos musculares mediante movimientos funcionales.

Barrer utiliza la rotación del tronco y la flexión de los hombros, fregar los platos y lavar la ropa fortalece las manos y las muñecas. Guardar los objetos requiere ponerse en cuclillas, agacharse, inclinarse y estirarse. En jardinería, cavar, levantar, transportar herramientas, arrancar malas hierbas y rastrillar hace trabajar la espalda, los brazos y practicar el agarre. Empujar la cortadora de césped hace trabajar el abdomen, las piernas, hombros y brazos, además favorece la marcha y la estabilidad.

Estas tareas constituyen un doble entrenamiento de resistencia al aprovechar el peso corporal y la gravedad manejando las herramientas de jardinería. La variedad desafía a los músculos de forma diferente a las máquinas repetitivas del gimnasio. Las personas mayores pueden ser creativas y aprovechar el mantenimiento de la casa y el jardín para mantenerse activas y móviles.

Aborda las tareas con un propósito y de forma adecuada para maximizar los beneficios del *fitness*. Escucha a tu cuerpo y toma descansos para evitar el sobreesfuerzo. Por lo demás, la integración del entrenamiento funcional en las rutinas diarias mejora la forma física y la productividad.

Apoya el descanso y la recuperación adecuados

Un estilo de vida activo con movimiento diario tiene muchos beneficios, pero el descanso adecuado también es crucial. Aunque el entrenamiento de fuerza y los ejercicios cardiovasculares son importantes, programar días de pausa es vital para mejorar la forma física. Después de intensas sesiones de resistencia en las que los músculos se llevan al límite, necesitan un tiempo adecuado para recuperarse y reparar los microdesgarros y volverse más fuertes.

Por lo general, 1 a 2 días de pausa entre rutinas de resistencia permiten una recuperación suficiente para las personas mayores. Los músculos se fortalecen durante el tiempo de inactividad entre sesiones de entrenamiento, no solo durante los ejercicios. Los días de reposo también proporcionan al sistema nervioso un descanso de la actividad extenuante para restablecerse.

En algunos días de descanso pueden realizarse ejercicios suaves de recuperación activa, como estiramientos, paseos o yoga suave, para favorecer el flujo sanguíneo sin sobrecargar el cuerpo. Sin embargo, recuperarse adecuadamente mediante días de descanso y una buena higiene del sueño ayudan a las personas de edad a progresar en su camino hacia la buena coondición física.

El equilibrio adecuado entre forma física, actividad y descanso garantiza que los mayores puedan seguir ganando peso de forma segura y sostenible. El descanso revitaliza el cuerpo y la mente.

Tómate al menos un día completo de descanso después de cada sesión

Después de cada entrenamiento de resistencia, debes dejar pasar entre 48 y 72 horas antes de realizar otra rutina de fuerza con bandas. Los músculos que se rompen con el ejercicio necesitan al menos 2 o 3 días completos para recuperarse, reconstruirse y fortalecerse. Sin tiempo suficiente para la reparación, puede producirse un sobreentrenamiento que comprometa los resultados.

Dale prioridad a un sueño suficiente y de alta calidad

La reparación y el crecimiento del tejido muscular se producen principalmente durante la noche por lo que un sueño reparador es imprescindible para estar en forma. Para recargarte, necesitas entre 7 y 9 horas de descanso de calidad cada noche. El ritmo circadiano se alinea con una hora fija de acostarse.

Además, las hormonas liberadas durante el sueño, como las del crecimiento, ayudan a construir y mantener la masa muscular. Limita el tiempo de pantalla antes de irte a la cama y crea un entorno propicio para el descanso. Tomar suplementos de proteínas durante los entrenamientos y por la noche antes de acostarte puede potenciar aún más la reparación muscular.

Controla las exigencias de la vida y el estrés

El estrés crónico eleva los niveles de cortisol, anulando cualquier progreso en el acondicionamiento físico y comprometiendo la función inmunitaria. Las personas mayores deben controlar las exigencias de la vida mediante actividades como la meditación, los paseos por la naturaleza, escribir un diario y decir no a las obligaciones cuando se sientan sobrecargadas. Dejar tiempo suficiente para la recuperación y evitar el sobreentrenamiento ayuda a mitigar la tensión excesiva.

Escucha a tu cuerpo

Las personas de tercera edad deben escuchar las señales de su cuerpo y tomarse días de descanso adicionales cuando se sientan demasiado doloridas, cansadas o enfermas. Insistir a pesar del dolor agudo en las articulaciones o el agotamiento a menudo conduce a lesiones o enfermedades, perjudican la consistencia.

Otras técnicas de estilo de vida activo

- Toma suplementos como la glucosamina y la condroitina para mejorar la salud de las articulaciones. Pero consulta antes con un médico.

- Bebe mucha agua a diario para mantenerte bien hidratado durante los entrenamientos y la vida cotidiana.

- Estira suavemente después de entrenar y en los días de descanso para mejorar la flexibilidad.

- Utiliza cremas tópicas como la capsaicina para reducir el dolor muscular.

- Sal al aire libre a diario para obtener beneficios para tu salud mental y la vitamina D.

- Comprueba regularmente tu postura para evitar desequilibrios y mantente erguido.

- Encuentra un compañero que comparta tu inquietud para mantenerte motivado y constante con tus objetivos de acondicionamiento físico.

- Establece mini metas y registra tus progresos para sentirte realizado.

- Únete a clases de ejercicio grupales para personas mayores para fomentar el compañerismo.

- Pasa tiempo con tus nietos y mascotas para mantenerlos activamente comprometidos.

Si bien el entrenamiento de resistencia es la piedra angular, para aprovechar al máximo los resultados de la actividad física es necesario adoptar un enfoque integrador que abarque toda la vida. Moverse a diario, descansar adecuadamente, reducir el estrés, apoyar al cuerpo mediante la nutrición y los suplementos, socializar y poner en práctica pequeños hábitos de *fitness* aumentan los beneficios del entrenamiento con bandas de resistencia. Las personas mayores que hacen del ejercicio un estilo de vida obtienen grandes recompensas.

Capítulo 11: Historias de éxito

Lo conseguiste. Llegaste al último capítulo. A lo largo de este libro, repasaste las ventajas del entrenamiento con bandas de resistencia y se te dieron varios consejos para que comiences tu viaje hacia el *fitness*. Ahora viene la parte buena. En esta parte relatamos historias reales e inspiradoras de adultos mayores que utilizaron los elásticos para transformar su salud.

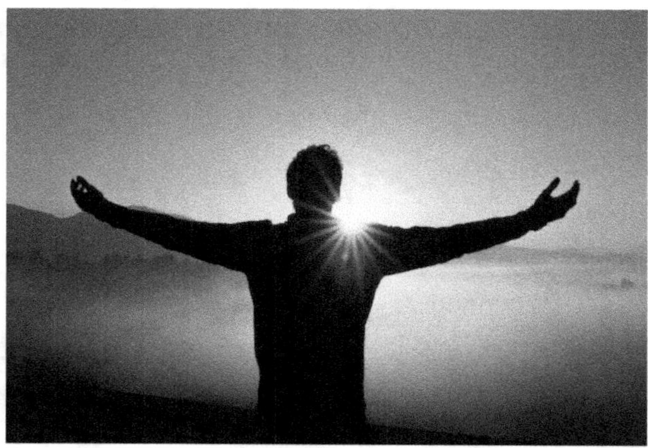

66. Hacer estos ejercicios te hará sentir realizado.
Fuente:https://unsplash.com/photos/silhouette-photo-of-man-on-cliff-during-sunset-
_6HzPU9Hyfg?utm_content=creditShareLink&utm_medium=refer
ral&utm_source=unsplash

En este capítulo motivacional, leerás acerca de hombres y mujeres increíbles que superaron desafíos y lograron grandes avances a través de entrenamientos comprometidos con las bandas elásticas. A pesar de enfrentarse a problemas como lesiones, enfermedades y el envejecimiento, lograron increíbles progresos en el desarrollo de la fuerza, la movilidad y la vitalidad.

Sus relatos muestran el poder edificante de los ejercicios de resistencia para mejorar la forma física y mental. Estas personas de la tercera edad muestran una gran valentía frente a la adversidad y la fuerza para seguir mejorando a pesar de todo.

El objetivo de este texto es que sus inspiradoras historias te animen a utilizar los elásticos como herramienta para mejorar su talud y tus capacidades.

Testimonios reales

Testimonio 1 (Andrés)

A los 72 años, Andrés estaba cansado de sentirse débil y frágil. Actividades tan sencillas como subir escaleras o cargar con las compras se habían convertido en tareas pesadas. Sabía que necesitaba un cambio para mejorar su vigor, movilidad e independencia. Por recomendación de su médico, empezó a utilizar bandas de resistencia para entrenar en casa. En solo dos meses notó una gran diferencia. Su equilibrio y estabilidad habían mejorado mucho y ya no se sentía tembloroso al andar ni le preocupaba caerse. Además, la parte superior de su cuerpo estaba más musculada y tonificada. Actividades como levantar ollas pesadas en la cocina o hacer reparaciones domésticas le resultaban ahora más fáciles. Atribuyó su transformación a los ejercicios con elásticos que hacía tres veces por semana. Las bandas le proporcionaban un entrenamiento de fuerza eficaz sin dolor ni impacto en las articulaciones. Realizaba diferentes rutinas como: *curl* de bíceps, remo, *press* y sentadillas, para trabajar los músculos principales. A medida que las cintas se estiraban con el tiempo, fue aumentando los niveles de resistencia para desafiarse a sí mismo permanentemente. Su esposa quedó tan impresionada con los cambios que empezó a entrenar con las bandas también. Se sentía 20 años más joven y tenía una salud y una vitalidad renovadas. Las bandas elásticas le devolvieron la fuerza y la movilidad.

Testimonio 2 (Margarita)

A sus 78 años, Margarita había llegado a aceptar que las molestias, los dolores y la debilidad formaban parte del envejecimiento. Se limitaba a actividades ligeras porque todo lo que fuera muy agotador era demasiado duro para su cuerpo. Pero un verano, cuando sus nietos la visitaron, le costó seguirles el ritmo y supo que algo tenía que hacer. Empezó a utilizar bandas de resistencia y a seguir vídeos de ejercicios creados para personas mayores. Los resultados le cambiaron la vida. Después de 3 meses de entrenamiento regular, pudo tirarse al suelo para jugar con los niños y ya no necesitaba ayuda para levantarse. Su equilibrio había mejorado enormemente, así que ya no tenía que preocuparse por tropezar o perder pie. Trabajar en el jardín, limpiar y hacer las compras le resultaron más fáciles gracias al aumento del vigor en sus piernas, caderas y espalda. Los elásticos eran tan versátiles que podía trabajar todos los grupos musculares para un acondicionamiento corporal completo. Se sentía más joven, más sana y con más vitalidad que hacía décadas. El uso de las bandas elásticas le permitió mantenerse activa y compartir actividades con los más pequeños. Lo único que deseaba era haber empezado antes con el entrenamiento de fuerza. Nunca es demasiado tarde para mejorar tus capacidades y vivir la vida al máximo.

Testimonio 3 (Jaime)

Jaime, un hombre activo de 80 años, se enorgullecía de estar en forma para su edad. Hasta que una caída le provocó una fractura de cadera y una larga recuperación. Perdió fuerza y movilidad y luchó por recuperar su condición física anterior. Por recomendación de su fisioterapeuta, empezó a entrenar con bandas de resistencia. La flexibilidad de los elásticos le permitía ejercitarse sin forzar más las articulaciones durante su restablecimiento. Después de solo un mes, notó grandes mejoras en su vigor, equilibrio y amplitud de movimiento. Ahora, años más tarde, las bandas siguen siendo su recurso para mantenerse activo e independiente. Hizo ejercicios para la parte superior e inferior del cuerpo, como *press* de hombros, *cur*l de bíceps, sentadillas y *kickbacks* (patadas traseras). La tensión lo ponía a prueba sin pesas ni aparatos pesados. En su último chequeo médico, éste quedó sorprendió por su tono muscular, flexibilidad y movilidad. Puede que tuviera 80 años, pero se sentía más sano, más fuerte y con más energía que la mayoría de la gente de su edad, gracias a los ejercicios con bandas elásticas. Su historia demuestra que se puede recuperar el vigor, el equilibrio y la vitalidad a cualquier edad. Los elásticos lo ayudaron a desafiar las probabilidades y mantenerse activo. Piensa seguir utilizándolos durante muchos años más.

Testimonial 4 (Nancy)

Nancy, una anciana que vivía sola, temía que la disminución de su fuerza y movilidad la obligara a vivir en una residencia asistida. Las tareas domésticas sencillas se volvían pesadas a medida que envejecía. Su hija le sugirió que probara las bandas elásticas para realizar ejercicios de fuerza de bajo impacto que pudiera hacer en casa. Empezó con un DVD de entrenamiento para principiantes y una banda ligera. Al cabo de unas semanas, las actividades cotidianas como lavar la ropa, limpiar y cocinar le resultaban mucho más fáciles. Las rutinas de piernas y glúteos mejoraron su confianza y equilibrio. Ahora, 18 meses después, ha pasado a utilizar elásticos de alta resistencia y ejercicios más avanzados. A sus 81 años, sigue viviendo de forma independiente en su casa gracias al entrenamiento constante con bandas elásticas. Su núcleo es más fuerte, por lo que tiene una mejor postura y estabilidad de la columna vertebral. Sus brazos le permiten volver a cargar objetos pesados con confianza. Las cintas le aliviaron el persistente dolor de espalda. Ejercitarse regularmente requiere compromiso, pero la recompensa ha sido inmensa. Se siente dueña de su salud y de sus capacidades, y las ligas son una razón de peso para ello. Proporcionan a las personas mayores una forma sencilla pero eficaz de desarrollar y mantener la fuerza desde casa. Ahora no puede imaginar envejecer sin esta herramienta.

Testimonio 5 (Ricardo)

Como muchos hombres de su edad, Ricardo era orgulloso de sus capacidades físicas durante toda su vida. Por eso, se sintió derrotado cuando el dolor crónico de rodilla limitó sus aficiones activas a finales de sus sesentas. Lo aterraba la idea de renunciar a ellas. Lo asustaba tener que dejar actividades como el golf, el tenis y el ciclismo, que tanto le gustaban. En lugar de resignarse a un estilo de vida sedentario, decidió contraatacar. Siguiendo el consejo de su fisioterapeuta, empezó a entrenar con bandas elásticas para recuperar la fuerza y la estabilidad de las piernas. Éstas eran una forma de hacer ejercicio que no dañaba sus articulaciones y, para su sorpresa, pudo ver los resultados al cabo de un mes. El dolor de rodilla remitió y su equilibrio mejoró a medida que se fortalecían los músculos del tren inferior. Han pasado 5 años y sigue entrenando con los elásticos varias veces por semana en su gimnasio. Las bandas de resistencia le permitieron recuperar la fuerza y la movilidad sin empeorar sus problemas de rodilla ni tener que operarse. Ahora, a sus 70 años, ha vuelto a practicar sus pasatiempos favoritos. Su historia demuestra que no hay por qué renunciar a la actividad a medida que se envejece. Con dedicación y las herramientas adecuadas, las personas mayores pueden recuperar el vigor, controlar las lesiones y llevar una vida activa y plena.

Testimonio 6 (Esteban)

Como antiguo atleta y obrero, era frustrante para Esteban sentir que su fuerza disminuía a los 60 años. La artritis hacía que levantar pesas le resultara doloroso, por lo que temía que sus días de entrenamiento hubieran terminado. Por sugerencia de un amigo, invirtió en un juego de bandas elásticas. Le cambiaron la vida. La flexibilidad de esta herramienta le proporcionaba resistencia sin comprimir sus articulaciones. Empezó con poca tensión y muchas repeticiones para recuperar la fuerza. Con el tiempo, fue subiendo a niveles de tirantez más exigentes con bandas más gruesas. Ahora, a los 71 años, el entrenamiento de resistencia sigue formando parte de su rutina diaria. Hace ejercicios para la parte superior del cuerpo, como *curl* de bíceps y press de hombros, para mantener los brazos tonificados y fuertes. Las rutinas de piernas, como las sentadillas, estocadas y las patadas traseras, lo mantienen en movimiento y mejoran su equilibrio. Levantar objetos pesados o agacharse a jugar con sus nietos es fácil, gracias al vigor de todo el cuerpo. Nunca imaginó lo transformadoras que podrían ser las bandas en su vida. Su esposa también empezó a utilizarlas para mejorar su fuerza y su salud ósea. Los elásticos han cambiado por completo el juego para mantenerse en forma y capaz a medida que han envejecido. Ojalá las hubiera descubierto antes. Pero nunca es demasiado tarde para empezar a entrenar.

Testimonio 7 (Patricia)

Como persona mayor activa, Patricia daba prioridad a mantenerse sana. Por eso, cuando a finales de sus sesentas empezó a tener problemas de espalda que le dificultaban hacer ejercicio, estaba decidida a encontrar una solución. Por recomendación de su quiropráctico, incorporó a su rutina ejercicios las bandas elásticas. Éstas ofrecían una resistencia suave para fortalecer la columna sin tensión ni dolor. En dos meses, su tren superior estaba mucho mejor y más fuerte. Las cintas eran tan cómodas de usar en casa que las convirtió en parte permanente de su rutina. Ahora, a los 74 años, sigue haciendo ejercicios de fuerza 3 o 4 veces por semana. Alterna ejercicios de la parte superior e inferior del cuerpo para trabajar los principales grupos musculares y fortalecer los huesos. Su equilibrio, resistencia y amplitud de movimiento han mejorado enormemente. En su hogar se mueve con facilidad, agachándose, levantando y transportando objetos que antes pesaban demasiado. También puede caminar distancias más largas sin cansarse. Su decisión de tomar las riendas de su salud con las bandas de resistencia la ha mantenido activa, independiente y llena de energía hasta bien entrados los 70 años. Está muy agradecida por haber descubierto esta sencilla herramienta que le ha permitido fortalecer y cuidar su cuerpo a medida que envejece.

Logros inspiradores en la tercera edad

Mantenerse activo y comprometido con tus intereses y aficiones a lo largo de tu vida conduce a una mayor satisfacción, salud y bienestar en la tercera edad. El entrenamiento con bandas de resistencia permite a las personas mayores continuar con sus pasiones a la vez que aumentan su fuerza, equilibrio y movilidad. Las historias inspiradoras que aparecen a continuación muestran a adultos que han utilizado los elásticos como herramienta para alcanzar logros excepcionales de determinación, propósito, servicio a la comunidad y atletismo hasta bien entrados los 70, 80 y más años.

Juan, 78 años - El abuelo recorre el Sendero de los Apalaches

A finales de los 70, Juan seguía siendo un ávido excursionista que disfrutaba de los hermosos caminos cercanos a su hogar en Pensilvania. Pero soñaba con intentar una aventura más épica antes de hacerse mucho mayor: recorrer a pie toda la senda de los Apalaches. Para prepararse, empezó a entrenar en casa con bandas de elásticas para ganar fuerza y resistencia. Se centró especialmente en desarrollar los músculos de la parte inferior del cuerpo con sentadillas, estocadas y elevaciones laterales de piernas utilizando las cintas. Tras un año de entrenamiento constante, Juan se dispuso a lograr su objetivo, inició el recorrido del Sendero de los Apalaches, de más de 3.000 km, en Georgia, dirigiéndose hacia el norte. El viaje fue arduo, pero él recuerda que su entrenamiento con elásticos preparó sus piernas y su núcleo para afrontar el terreno rocoso y accidentado. Completar la prueba le llevó 6 meses.

Él dice que fue la experiencia más gratificante de su vida. Las bandas de resistencia le ayudaron a hacerlo posible, dándole el vigor y la estabilidad necesarias para caminar entre 16 y 24 Km diarios por superficies y pendientes variadas. Espera que su historia inspire a otros a seguir luchando por grandes objetivos y a concientizar sobre que la edad por sí sola no define lo que se puede conseguir.

Betty, 82 años - Jugadora veterana de bolos con un juego perfecto

Betty ha sido una ávida jugadora de bolos durante más de 65 años, participando constantemente en ligas desde su adolescencia. A los 82 años, el entrenamiento con bandas de resistencia forma parte de su régimen para mantener el vigor, el equilibrio y la resistencia para seguir practicando la pasión de toda su vida. Tres veces por semana, ella realiza ejercicios para la parte superior e inferior del cuerpo con elásticos, fortaleciendo brazos, piernas, espalda y abdomen. Se enfoca especialmente en la movilidad y estabilidad de las muñecas, hombros y caderas. Las noches de campeonato, llega temprano para trabajar más la flexibilidad con las bandas. El entrenamiento de potencia le ha permitido mantenerse fuerte a sus 80 años. Recientemente, su dedicación dio frutos cuando logró la rara hazaña de conseguir un juego perfecto de 300 puntos. Ella dice que siente que sigue mejorando, que siempre está aprendiendo, y que las cintas elásticas le ayudan a seguir progresando al aumentar su fuerza y control. Betty espera poder inspirar a otras personas mayores para que sigan practicando y destacando en las aficiones que les gustan. Dando un ambicioso ejemplo de envejecimiento saludable, planea competir pronto a nivel nacional.

Roberto, 80 años - El pulgar verde hace prosperar el jardín

A Roberto siempre le gustó la jardinería, pero cuando entró en los 70, la tendinitis en los codos hizo que cavar, levantar y utilizar herramientas manuales le resultara doloroso. Le preocupaba tener que abandonar su afición hasta que empezó a utilizar bandas de resistencia para fortalecer los brazos, los hombros y la parte superior de la espalda. Tras varios meses de entrenamiento constante, notó una reducción drástica del dolor provocado por las afecciones del codo. El trabajo en el jardín volvió a ser manejable y agradable. Ahora, a sus 80 años, Roberto cultiva un gran huerto y se encarga él mismo de plantar, desherbar, compostar y cosechar. Para mantener la flexibilidad y la sujeción de los codos, las muñecas y los hombros, se enfoca en movimientos de estabilidad articular como *curl* de bíceps, remo vertical y remo inverso con elásticos. También utiliza las cintas para entrenar la parte inferior del cuerpo y mantenerse fuerte mientras transporta pesados cubos y bolsas por el huerto. Las bandas elásticas le han proporcionado una manera sostenible de seguir practicando la actividad que más le gusta hasta bien entrados los 80. La hermosa huerta de Roberto lo mantiene activo y lo ayuda a proporcionar productos ecológicos a su familia y a su organización benéfica, algo de lo que se siente muy orgulloso.

Dorotea, 76 años – Voluntaria, pasea perros en un refugio de animales

Dorotea siempre tuvo un gran corazón para con los animales. Tras jubilarse a los 65 años, quiso dedicar su tiempo extra a ayudar en el refugio de animales de su comunidad. Sin embargo, sus problemas crónicos de espalda le impedían agacharse, levantar peso y caminar para manejar y pasear a los perros. Ella deseaba superar estas limitaciones físicas para poder dedicarse a su pasión como voluntaria. Siguiendo el consejo de su médico, empezó a entrenar con bandas de resistencia para fortalecer poco a poco los músculos de la espalda y mejorar la estabilidad. Se centró especialmente en ejercicios de rotación para aumentar la movilidad del tronco. Tras varios meses de entrenamiento regular con bandas, sintió la espalda notablemente mejor y más fuerte. Ahora, a sus 76 años, trabaja ayudando en el refugio de animales 5 días a la semana, paseando, alimentando y cuidando a las mascotas. Las bandas elásticas mantienen su columna en perfecto estado y le proporcionan la resistencia necesaria para estar de pie durante horas. Ella dice que cuidar de los animalitos y saber que está marcando la diferencia le da una felicidad y un propósito enormes. El entrenamiento con elásticos le ha permitido dedicarse a su pasión sin preocuparse por el futuro y devolverle algo a la comunidad.

Eduardo, 68 años - El abuelo recorre América en bicicleta

Eduardo soñaba con explorar todos los pueblecitos y carreteras secundarias de la América rural por las que había conducido durante años pero que nunca había conocido de verdad. A los 65 años se compró una bicicleta especializada para recorridos de varias semanas y empezó a entrenar con bandas elásticas para acondicionar las piernas y el tronco para el largo kilometraje diario. Los ejercicios con elásticos, como sentadillas, estocadas, pasos laterales y caminatas de cangrejo, desarrollaron una fuerza y una resistencia increíbles en su tren inferior. Después de varios meses de acondicionamiento diligente, se embarcó en su primer viaje de varias semanas en solitario sobre dos ruedas atravesando Dakota del Sur. Las cintas le proporcionaron la fuerza necesaria en las piernas para seguir pedaleando kilómetro tras kilómetro. Desde aquel primer viaje, Eduardo ha recorrido en este vehículo más de 30 estados, sumergiéndose en su cultura y sus paisajes. Ahora, a sus 68 años, emprende una gran gira todos los veranos, recorriendo diariamente entre 100 y 130 kilómetros por diversos terrenos gracias la increíble forma física que le han proporcionado las rutinas con bandas en casa. Estos viajes le han proporcionado ricas experiencias vitales y logros que le llenan de orgullo. Espera que sus aventuras motiven a otras personas de su edad a perseguir objetivos importantes y a saber que, con entrenamiento, todo es posible.

Bárbara, 79 - Instructora de yoga encuentra su vocación

Bárbara practicó yoga de forma recreativa durante la mayor parte de su vida adulta, pero nunca pensó en enseñar. Cuando se mudó a una comunidad de jubilados activos a los 75 años, los residentes la instaron a dar una clase. Vacilante al principio, decidió matricularse en un programa de formación de profesores. Empezó a hacer ejercicios con bandas de resistencia para ganar fuerza, equilibrio y flexibilidad y prepararse físicamente para enseñar las posturas. Ejercicios como *press* por encima de la cabeza, *curl* de bíceps y remos sentados fortalecieron la parte superior de su cuerpo para mantener la forma de manera estable. Las sentadillas, estocadas y abducciones de piernas de pie con las bandas, aumentaron la movilidad y estabilidad de la cadera para los movimientos de transición. Tras completar su certificación de 200 horas, Bárbara empezó a dar clases semanales de yoga a residentes mucho mayores que ella. Atribuye al entrenamiento con elásticos el haberle dado la confianza, la fuerza y la estabilidad articular necesarias para dirigir a los alumnos con eficacia. A ella le encanta impartir sus conocimientos para ayudar a otros a experimentar los mismos beneficios mentales y físicos que ella ha obtenido de las prácticas de conexión cuerpo-mente durante tantos años. Se siente agradecida por haber encontrado su verdadera vocación cerca del fin de los 70 y se enorgullece de ayudar a sus discípulos a progresar. Su historia demuestra que se pueden descubrir nuevas pasiones y talentos a cualquier edad con dedicación.

La base de estos increíbles logros hasta los 70, 80 y más años es el compromiso de mantenerse activo y acondicionar el cuerpo de forma constante. El entrenamiento con bandas de resistencia proporciona a las personas mayores una herramienta eficaz para desarrollar y mantener la fuerza necesaria para seguir practicando aquellas actividades que les gustan, desde grandes aventuras como recorrer el Sendero de los Apalaches hasta aficiones como los bolos, la jardinería, el voluntariado, la natación, el ciclismo y el yoga.

Los elásticos favorecen la salud y la movilidad de las articulaciones para que las personas mayores puedan seguir practicando sus pasiones sin dolor. Permiten un acondicionamiento personalizado desde casa para trabajar los músculos que se utilizan en actividades específicas. Aunque el envejecimiento conlleva inevitablemente cambios y retos físicos, las rutinas de fuerza puede ayudar a minimizar las pérdidas de vigor, densidad ósea, equilibrio y funcionalidad. El ejercicio es beneficioso a cualquier edad para mejorar la salud y la calidad de vida. Pero lo más importante es que mantenerse activo proporciona un sentido de significado, orgullo y logro.

Las bandas elásticas permiten a los adultos alcanzar objetivos y satisfacer intereses que aportan alegría y placer cada día. El entrenamiento constante produce resultados transformadores. Pero los logros inspiradores que se destacan en este capítulo también muestran el increíble espíritu, empuje y las capacidades que tiene la gente mayor cuando se mantienen motivadas y creen en sí mismas. Sus historias demuestran que la edad cronológica no define lo que alguien puede conseguir.

Conclusión

Los ejercicios con bandas de resistencia son una forma extremadamente eficaz y accesible para que las personas mayores mejoren la fuerza, la flexibilidad, el equilibrio y la coordinación de todo el cuerpo. Este libro proporciona una visión completa de cómo incorporar los elásticos de forma segura y con éxito en una rutina de *fitness* para obtener beneficios medibles a medida que envejeces.

Una de las principales conclusiones es que el entrenamiento de fuerza es imprescindible para las personas mayores. Contrarresta la sarcopenia, la pérdida de masa y función muscular relacionada con la edad. Las bandas elásticas permiten añadir tensión progresiva a los movimientos para aumentar la masa muscular y la densidad ósea. Ayudan a mantener la movilidad y reducen el riesgo de fracturas o caídas. La naturaleza ligera y portátil de las cintas las hace ideales para su uso en casa.

Se pueden realizar cientos de ejercicios diferentes dirigidos a los principales grupos musculares. Ya sea sentado o de pie, las bandas proporcionan resistencia durante la extensión y contracción de un movimiento. Es fundamental ir despacio y con control. La postura perfecta debe primar sobre el número de repeticiones.

Es importante empezar poco a poco y establecer objetivos realistas al iniciar una rutina con bandas de resistencia. Mantener un programa consistente de únicamente 30 minutos por sesión, 2 o 3 veces a la semana, puede conducir a mejoras tangibles en la fuerza después de solo unas pocas semanas. Puedes aumentar la intensidad ajustando la tensión de la banda, la colocación de los pies o el rango de movimiento.

El entrenamiento de resistencia ayuda a acelerar el metabolismo y a elevar la frecuencia cardiaca mejorando la salud cardiovascular, cuando se realiza correctamente. En este libro se esbozan numerosos consejos para modificar los ejercicios con el fin de adaptarlos a los niveles de condición física individuales y evitar esfuerzos.

Las bandas de resistencia son herramientas de entrenamiento de fuerza económicas y accesibles. Aquí mostramos a las personas mayores cómo estructurar los ejercicios con elásticos para ponerse en forma, prevenir lesiones y mantener la independencia de forma eficaz. Complementan otras actividades como caminar, nadar o practicar Tai Chi. Tanto si se realizan bajo la guía de un entrenador como de forma independiente en casa, las rutinas con cintas elásticas son programas seguros y de bajo impacto que las personas mayores pueden llevar a cabo hasta una edad avanzada para mantener la salud muscular y ósea.

Referencias

Freytag, C. (2020, Octubre 21). Why you should consider resistance bands for strength training. Verywell Fit. Available at: https://www.verywellfit.com/resistance-bands-strength-training-3498170

Inkster, K., & Watson, J. (2022). Resistance band workouts for seniors: Strength training at home or on the go. Skyhorse Publishing.

Kennett, J. E. (2006). The Resistance Band Workout. Parragon.

Kim, K., Han, J. W., & Kim, Y. M. (2019). Effects of elastic band resistance exercises with breathing techniques on pulmonary function in female seniors. Journal of Exercise Rehabilitation, 15(3), 419–423. https://doi.org/10.12965/jer.1938070.035

Knopf, K. G. (2013). Resistance band workout: Illustrated Step-by-step guide to stretching, strengthening, and Rehabilitative Techniques. Ulysses Press.

Kraemer, W. J., & Nitka, M. (2021). Preparing to perform a resistance training workout. Strength & Conditioning Journal, 43(1), 122–123. https://doi.org/10.1519/ssc.0000000000000621

Milligan, J. (2008). Resistance band workout: A simple way to tone and strengthen your muscles. Sterling Pub. Co.

Paige Waehner, C. (2022, Junio 7). 7 resistance band moves for a full-body stretching routine. Verywell Fit. Available at: https://www.verywellfit.com/total-body-stretch-with-resistance-bands-1231152

Resistance Bands. (2019, Septiembre 4). History of the resistance bands. Available at: https://www.resistancebands.net/history-of-the-resistance-bands/

TodayShow. (n.d.). 15 resistance band exercises to tone your body from head to Toe. TODAY.com. Available at: https://www.today.com/health/diet-fitness/resistance-band-exercises-rcna39798

Warman, J. (2021). Resistance band workout for seniors: Complete guide to resistance band workouts for seniors.

Yahoo! (n.d.). These are the fitness trends everyone was obsessed with the year you were born. Yahoo! Sports. Available at: https://sports.yahoo.com/amphtml/fitness-trends-everyone-obsessed-were-155407552